# SÉRIE MANUAL DO MÉDICO-RESIDENTE

## MASTOLOGIA

# SÉRIE MANUAL DO MÉDICO-RESIDENTE

Coordenadores da Série
*José Otávio Costa Auler Junior*
*Luis Yu*

- *Alergia e Imunologia*
- *Cardiologia*
- *Cirurgia*
- *Cirurgia de Cabeça e Pescoço*
- *Cirurgia do Aparelho Digestivo*
- *Cirurgia Pediátrica*
- *Cirurgia Plástica*
- *Cirurgia Torácica*
- *Dermatologia*
- *Endocrinologia*
- *Endoscopia*
- *Gastroenterologia e Hepatologia*
- *Genética Médica*
- *Geriatria*
- *Ginecologia e Obstetrícia*
- *Medicina de Família e Comunidade*
- *Medicina Legal e Perícia Médica*
- *Neurocirurgia*
- *Neurologia*
- *Neurologia Infantil*
- *Nutrologia*
- *Ortopedia*
- *Otorrinolaringologia*
- *Patologia*
- *Pediatria*
- *Pneumologia*
- *Radiologia e Diagnóstico por Imagem*
- *Radioterapia*
- *Reumatologia*
- *Transplante*
- *Urologia*

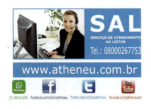

www.atheneu.com.br

Série Manual do Médico-Residente do Hospital das Clínicas da Faculdade de Medicina da Universidade de São Paulo

**Coordenadores da Série**
JOSÉ OTÁVIO COSTA AULER JUNIOR
LUIS YU

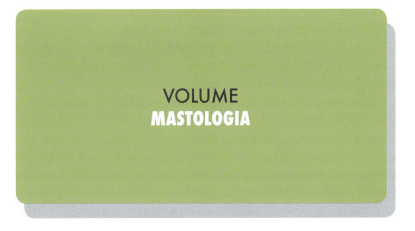

VOLUME
**MASTOLOGIA**

**Editores do Volume**
JOSÉ ROBERTO FILASSI
JONATHAN YUGO MAESAKA
EDMUND CHADA BARACAT

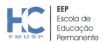
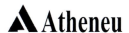

EDITORA ATHENEU

| | | |
|---|---|---|
| São Paulo | — | Rua Avanhandava, 126 - 8º andar<br>Tel.: (11) 2858-8750<br>E-mail: atheneu@atheneu.com.br |
| Rio de Janeiro | — | Rua Bambina, 74<br>Tel.: (21) 3094-1295<br>E-mail: atheneu@atheneu.com.br |

**CAPA:** Equipe Atheneu
**PRODUÇÃO EDITORIAL:** Texto & Arte Serviços Editoriais

### CIP-BRASIL. CATALOGAÇÃO NA PUBLICAÇÃO
### SINDICATO NACIONAL DOS EDITORES DE LIVROS, RJ

F499m

　Filassi, José Roberto
　　Mastologia / editores do volume José Roberto Filassi, Jonathan Yugo Maesaka, Edmund Chada Baracat ; coordenadores da série José Otávio Costa Auler Junior, Luis Yu. - 1. ed. - Rio de Janeiro : Atheneu, 2019.
　　224 p. ; 18 cm. (Manual do médico-residente do Hospital das Clínicas da Faculdade de Medicina da Universidade de São Paulo)

　　Inclui bibliografia e índice
　　ISBN 978-85-388-1027-8

　　1. Mastologia. 2. Mamas - Doenças - Diagnóstico. 3. Mamas - Doenças - Tratamento. I. Maesaka, Jonathan Yugo. II. Baracat, Edmund Chada. III. Auler Junior, José Otávio Costa. IV. Yu, Luis. V. Título. VI. Série.

19-57953　　　　　　　CDD: 618.19
　　　　　　　　　　　CDU: 618.19

Vanessa Mafra Xavier Salgado - Bibliotecária - CRB-7/6644

26/06/2019　　　　27/06/2019

FILASSI, JR; MAESAKA, JY; BARACAT, EC.
*Série Manual do Médico-Residente do Hospital das Clínicas da Faculdade de Medicina da Universidade de São Paulo – Volume Mastologia.*

© *Direitos reservados à EDITORA ATHENEU – São Paulo, Rio de Janeiro, 2019.*

# Coordenadores da Série

### José Otávio Costa Auler Junior
Professor Titular da Disciplina de Anestesiologia da Faculdade de Medicina da Universidade de São Paulo (FMUSP). Diretor da FMUSP (2014-2018).

### Luis Yu
Professor-Associado de Nefrologia da Faculdade de Medicina da Universidade de São Paulo (FMUSP). Ex-Coordenador-Geral da Comissão de Residência Médica (Coreme) da FMUSP.

# Editores do Volume

## José Roberto Filassi
Professor Livre-Docente em Ginecologia pela Disciplina de Ginecologia do Departamento de Obstetrícia e Ginecologia da Faculdade de Medicina da Universidade de São Paulo (FMUSP). Chefe do Setor de Mastologia da Divisão de Clínica Ginecológica do Instituto do Câncer do Estado de São Paulo (Icesp) do Hospital das Clínicas (HC) da FMUSP.

## Jonathan Yugo Maesaka
Pós-Graduando e Assistente do Setor de Mastologia da Divisão de Clínica Ginecológica do Instituto do Câncer do Estado de São Paulo (Icesp) do Hospital das Clínicas da Faculdade de Medicina da Universidade de São Paulo (HCFMUSP).

## Edmund Chada Baracat
Professor Titular da Disciplina de Ginecologia do Departamento de Obstetrícia e Ginecologia da Faculdade de Medicina da Universidade de São Paulo (FMUSP). Diretor da Divisão de Clínica Ginecológica do Hospital das Clínicas (HC) da FMUSP.

# Colaboradores

### Alberto Yoshikazu Okada
Médico-Assistente do Grupo de Reconstrução Mamária do Instituto do Câncer do Estado de São Paulo do Hospital das Clínicas da Faculdade de Medicina da Universidade de São Paulo (Icesp/HCFMUSP). Doutor em Ciências pela FMUSP. Membro Titular da Sociedade Brasileira de Cirurgia Plástica (SBCP).

### Alexandre Mendonça Munhoz
Professor Livre-Docente do Departamento de Cirurgia do Hospital das Clínicas da Faculdade de Medicina da Universidade de São Paulo (HCFMUSP). Chefe do Grupo de Reconstrução Mamária do Instituto do Câncer do Estado de São Paulo (Icesp). Docente Pleno no Hospital Sírio-Libanês. Pós-Graduação, Mestrado e Doutorado.

### Alexandre Siqueira Franco Fonseca
Membro Titular da Sociedade Brasileira de Cirurgia Plástica (SBCP). Membro Internacional da American Society of Plastic Surgeons (ASPS). Graduação pela Faculdade de Medicina da Universidade de São Paulo (FMUSP). Doutor em Ciências pela FMUSP.

### Ana Maria Massad Costa
Doutora em Medicina pela Universidade Federal de São Paulo (Unifesp). Pós-Doutora em Medicina pela Fundação de Amparo à Pesquisa do Estado de São Paulo (Fapesp). Médica-Assistente do Setor de Mastologia do Instituto do Câncer do Estado de São Paulo do Hospital das Clínicas da Faculdade de Medicina da Universidade de São Paulo (Icesp/HCFMUSP).

### Angela Francisca Trinconi da Cunha
Médica-Assistente do Setor de Mastologia do Instituto do Câncer do Estado de São Paulo do Hospital das Clínicas da Faculdade de Medicina da Universidade de São Paulo (Icesp/HCFMUSP). Mestre e Doutora em Ciências pela FMUSP.

### Arícia Helena Galvão Giribela
Título de Especialista em Mastologia (TEMa), Ginecologia e Obstetrícia. Doutorado em Medicina pela Universidade de São Paulo (USP).

### Bruno Salvador Sobreira Lima
Graduação em Medicina pela Universidade Estadual de Campinas (Unicamp). Residência Médica em Ginecologia e Obstetrícia pela Unicamp. Residência em Mastologia pela Faculdade de Medicina da Universidade de São Paulo (FMUSP). Título de Especialista em Mastologia (TEMa) pela Sociedade Brasileira de Mastologia (SBM). Médico-Assistente do Setor de Mastologia do Instituto do Câncer do Estado de São Paulo do Hospital das Clínicas da Faculdade de Medicina da Universidade de São Paulo (Icesp/HCFMUSP). *Fellowship* em Oncoplastia e Reconstrução Mamária pela SBM.

### Carlos Alberto Ruiz
Assistente-Doutor da Clínica Ginecológica do Hospital das Clínicas da Faculdade de Medicina da Universidade de São Paulo (HCFMUSP). Mastologista do Instituto do Câncer do Estado de São Paulo (Icesp) do HCFMUSP. Presidente da Sociedade Brasileira de Mastologia (SBM), 2011-2013.

### Carolina Malhone
Médica Colaboradora e Ex-Preceptora dos Residentes de Mastologia do Instituto do Câncer do Estado de São Paulo do Hospital das Clínicas da Faculdade de Medicina da Universidade de São Paulo (Icesp/HCFMUSP). Mastologista pela FMUSP. Ginecologista e Obstetra pela FMUSP.

### Edmund Chada Baracat
Professor Titular da Disciplina de Ginecologia do Departamento de Obstetrícia e Ginecologia da Faculdade de Medicina da Universidade de São Paulo (FMUSP). Diretor da Divisão de Clínica Ginecológica do Hospital das Clínicas (HC) da FMUSP.

### Edson Santos Ferreira Filho
Graduação em Medicina pela Universidade Federal do Piauí (UFPI). Residência Médica em Obstetrícia e Ginecologia pela Universidade de São Paulo (USP). Título de Especialista em Ginecologia e Obstetrícia (TEGO) pela Federação Brasileira das Associações de Ginecologia e Obstetrícia (Febrasgo). Título de Qualificação em Obstetrícia e Ginecologia da Infância e Adolescência pela Associação Brasileira de Obstetrícia e Ginecologia da Infância e Adolescência (Sogia-BR). Médico-Colaborador dos Grupos de Ginecologia Endócrina e Planejamento Familiar da Disciplina de Ginecologia do Hospital das Clínicas da Faculdade de Medicina da Universidade de São Paulo (HCFMUSP).

### Eduardo Gustavo Pires de Arruda
Médico-Assistente da Disciplina de Cirurgia Plástica do Hospital das Clínicas da Faculdade de Medicina da Universidade de São Paulo (HCFMUSP) e Instituto do Câncer do Estado de São Paulo (Icesp). Doutor em Ciências pelo Instituto de Ensino e Pesquisa do Hospital Sírio-Libanês.

### Eduardo Montag
Médico-Assistente do Instituto do Câncer do Estado de São Paulo do Hospital das Clínicas da Faculdade de Medicina da Universidade de São Paulo (Icesp/HCFMUSP). Doutor pelo Departamento de Cirurgia da Faculdade de Medicina da Universidade de São Paulo (FMUSP).

### Eliane Azeka Hase
Doutorado em Obstetrícia e Ginecologia pela Faculdade de Medicina da Universidade de São Paulo (FMUSP). Médica-Assistente da Clínica Obstetrícia do Hospital das Clínicas (HC) da FMUSP.

### Fabiano de Almeida Costa
Graduação em Medicina pela Universidade Federal de Minas Gerais (UFMG). Título de Oncologista Clínico pela Santa Casa de Belo Horizonte. Oncologista Clínico do Grupo de Câncer de Mama do Instituto do Câncer do Estado de São Paulo do Hospital das Clínicas da Faculdade de Medicina da Universidade de São Paulo (Icesp/HCFMUSP).

### Fernanda Barbosa Coelho Rocha
*Masters* pela Universidade de Madrid e Instituto Europeu de Oncologia (IEO). Médica-Assistente do Instituto do Câncer do Estado de São Paulo do Hospital das Clínicas da Faculdade de Medicina da Universidade de São Paulo (Icesp/HCFMUSP). Título de Especialista em Mastologia (TEMa). Residência em Mastologia pela FMUSP. *Fellowship* em Oncoplastia e Reconstrução Mamária pela Sociedade Brasileira de Mastologia (SBM).

### Fernando Nalesso Aguiar
Graduado em Medicina pela Faculdade de Medicina da Universidade de São Paulo (FMUSP). Residência em Anatomia Patológica pelo Hospital das Clínicas (HC) da FMUSP. Título de Especialista em Patologia. Doutorado em Patologia pela FMUSP.

### Flávia Abranches Corsetti Purcino
Mastologista pelo Hospital das Clínicas da Faculdade de Medicina da Universidade de São Paulo (HCFMUSP). Médica-Colaboradora do Instituto do Câncer do Estado de São Paulo do Hospital das Clínicas da Faculdade de Medicina da Universidade de São Paulo (Icesp/HCFMUSP).

### Gustavo Nader Marta
Doutorado e Pós-Doutorado em Ciências (Programa de Oncologia) pela Faculdade de Medicina da Universidade de São Paulo (FMUSP). Médico Titular do Serviço de Radioterapia do Hospital Sírio-Libanês e do Serviço de Radioterapia do Instituto do Câncer do Estado de São Paulo (Icesp) do Hospital das Clínicas (HC) da FMUSP. Professor Permanente do Programa de Pós-Graduação (Mestrado e Doutorado) em Oncologia do Instituto de Ensino e Pesquisa do Hospital Sírio-Libanês. Professor-Associado do Programa de Pós-Graduação (Mestrado e Doutorado) em Ciências da Disciplina de Oncologia da FMUSP. Professor-Colaborador da Graduação da FMUSP.

### Jonathan Yugo Maesaka
Pós-Graduando e Assistente do Setor de Mastologia da Divisão de Clínica Ginecológica do Instituto do Câncer do Estado de São Paulo (Icesp) do Hospital das Clínicas da Faculdade de Medicina da Universidade de São Paulo (HCFMUSP).

### José Roberto Filassi
Professor Livre-Docente em Ginecologia pela Disciplina de Ginecologia do Departamento de Obstetrícia e Ginecologia da Faculdade de Medicina da Universidade de São Paulo (FMUSP). Chefe do Setor de Mastologia da Divisão de Clínica Ginecológica do Instituto do Câncer do Estado de São Paulo (Icesp) do Hospital das Clínicas (HC) da FMUSP.

### José Roberto Morales Piato
Professor Livre-Docente da Clínica Ginecológica da Faculdade de Medicina da Universidade de São Paulo (FMUSP).

### Juliana Pierobon Gomes da Cunha
Graduação em Medicina pela Universidade Estadual de Campinas (Unicamp). Residência Médica em Ginecologia/Obstetrícia e Mastologia pelo Hospital das Clínicas da Faculdade de Medicina da Universidade de São Paulo (HCFMUSP). Especialização em Radiologia Mamária pela Unicamp. Título de Especialista em Mastologia (TEMa) e Imagem (CBR). Médica-Colaboradora do Setor de Mastologia do Instituto do Câncer do Estado de São Paulo (Icesp) do HCFMUSP.

### Laura Penteado
Graduação em Medicina pela Faculdade de Medicina da Universidade de São Paulo (FMUSP). Residência em Obstetrícia e Ginecologia no Hospital das Clínicas (HC) da FMUSP. Residência em Mastologia no HCFMUSP. Preceptoria dos Residentes de Mastologia, biênio 2015-2016. Mestranda no HCFMUSP.

### Laura Testa
Oncologista Clínica de Oncologia D'Or em São Paulo. Chefe do Grupo de Mama do Instituto do Câncer do Estado de São Paulo (Icesp).

### Lucia Maria Martins Zuliani
Título de Especialista em Mastologia (TEMa) pela Associação Médica Brasileira (AMB).

### Luciano Fernandes Chala
Radiologista do Grupo Fleury Medicina e Saúde. Doutor em Ciências Médicas pela Faculdade de Medicina da Universidade de São Paulo (FMUSP).

### Luiz Carlos Batista do Prado
Mestre e Doutor do Departamento de Obstetrícia e Ginecologia da Faculdade de Medicina da Universidade de São Paulo (FMUSP).

### Marcos Desidério Ricci
Mestre, Doutor e Professor Livre-Docente pela Faculdade de Medicina da Universidade de São Paulo (FMUSP). Assistente do Hospital das Clínicas da FMUSP e Instituto do Câncer do Estado de São Paulo (Icesp). Especialista em Ginecologia, Mastologia e Oncologia Cirúrgica pela Associação Médica Brasileira (AMB) e Conselho Federal de Medicina (CFM).

### Maria Carolina Formigoni
Médica graduada pela Universidade Estadual de Campinas (Unicamp). Mastologista graduada pela Faculdade de Medicina da Universidade de São Paulo (FMUSP). Título de Especialista em Mastologia (TEMa). Médica-Assistente do Instituto do Câncer do Estado de São Paulo (Icesp) do Hospital das Clínicas (HC) da FMUSP.

### Mila Meneguelli Miranda Zambone
Mastologista pela Faculdade de Medicina da Universidade de São Paulo (FMUSP). Especialista em Mastologia pela Sociedade Brasileira de Mastologia (SBM). Médica-Colaboradora e Ex-Preceptora dos Residentes de Mastologia no Instituto do Câncer do Estado de São Paulo (Icesp) do Hospital das Clínicas (HC) da FMUSP.

### Nilson Roberto de Melo
Professor-Associado e Livre-Docente da Disciplina de Ginecologia do Departamento de Obstetrícia e Ginecologia da Faculdade de Medicina da Universidade de São Paulo (FMUSP).

### Paola Bertolotti Cardoso Pinto
Oncologista Clínica do Instituto do Câncer do Estado de São Paulo do Hospital das Clínicas da Faculdade de Medicina da Universidade de São Paulo (Icesp/HCFMUSP) – Grupo Mama. Ex-Residente em Clínica Médica e Oncologia Clínica pela Universidade Estadual de Campinas (Unicamp). Doutora em Ciências Médicas pela Unicamp.

### Rodrigo Gonçalves
Médico Mastologista do Instituto do Câncer do Estado de São Paulo do Hospital das Clínicas da Faculdade de Medicina da Universidade de São Paulo (Icesp/HCFMUSP). Mestre em Pesquisa Clínica. Doutor em Ciências da Saúde.

### Rolf Gemperli
Professor Titular de Cirurgia Plástica da Faculdade de Medicina da Universidade de São Paulo (FMUSP). Chefe do Serviço de Cirurgia Plástica do Instituto do Câncer do Estado de São Paulo (Icesp) do Hospital das Clínicas (HC) da FMUSP. Chefe do Departamento de Cirurgia da FMUSP.

### Rossana Pulcinelli Vieira Francisco
Mestrado e Doutorado em Medicina (Obstetrícia e Ginecologia) pela Faculdade de Medicina da Universidade de São Paulo (FMUSP). Professora-Associada, Livre-Docente da Disciplina de Obstetrícia da FMUSP. Presidente da Associação de Obstetrícia e Ginecologia de São Paulo (Sogesp).

### Rudinei Diogo Marques Linck
Doutor em Oncologia pelo Instituto Sírio-Libanês de Ensino e Pesquisa. Oncologista Clínico do Centro de Oncologia do Hospital Sírio-Libanês e Oncologista Clínico do Grupo de Oncologia Mamária do Instituto do Câncer do Estado de São Paulo do Hospital das Clínicas da Faculdade de Medicina da Universidade de São Paulo (Icesp/HCFMUSP).

### Sergio Masili-Oku
Médico-Assistente do Instituto do Câncer do Estado de São Paulo do Hospital das Clínicas da Faculdade de Medicina da Universidade de São Paulo (Icesp/HCFMUSP) – Setor de Mastologia. Doutor em Ciências pela FMUSP.

### Silvia Radwanski Stuart
Médica do Serviço de Radioterapia do Instituto de Radiologia (Inrad) da Faculdade de Medicina da Universidade de São Paulo (FMUSP). Médica do Serviço de Radioterapia do Instituto Brasileiro de Controle do Câncer de São Paulo (IBCC).

### Su Jin Kim Hsieh
Professora-Doutora pela Faculdade de Medicina da Universidade de São Paulo (FMUSP). Médica-Assistente do Centro de Diagnóstico por Imagem das Doenças das Mamas (Cedim) do Instituto de Radiologia (Inrad/FMUSP) e Instituto do Câncer do Estado de São Paulo (Icesp) do Hospital das Clínicas (HC) da FMUSP. Médica-Assistente do Grupo de Radiologia Mamária do Hospital Sírio-Libanês. Médica-Assistente do Grupo de Radiologia Mamária da TeleMedimagem (Hospitais Beneficência Portuguesa, Mirante e Santa Catarina).

### Yedda Nunes Reis
Residência Médica em Mastologia pelo Hospital das Clínicas da Faculdade de Medicina da Universidade de São Paulo (FMUSP). Especialista em Mastologia pela Sociedade Brasileira de Mastologia (SBM). Médica Voluntária do Instituto do Câncer do Estado de São Paulo do Hospital das Clínicas da Faculdade de Medicina da Universidade de São Paulo (Icesp/HCFMUSP).

*Às nossas famílias, pelo apoio incondicional.
Às pacientes, razão de nossa dedicação.*

**Os Editores**

# Apresentação da Série

A *Série Manual do Médico-Residente do Hospital das Clínicas da Faculdade de Medicina da Universidade de São Paulo (HCFMUSP)*, em parceria com a conceituada editora médica Atheneu, foi criada como uma das celebrações ao centenário da Faculdade de Medicina. Trata-se de uma justa homenagem à instituição e ao hospital onde a residência médica foi criada, em 1944. Desde então, a residência médica do HCFMUSP vem se ampliando e aprimorando, tornando-se um dos maiores e melhores programas de residência médica do país. Atualmente, os programas de residência médica dessa instituição, abrangem quase todas as especialidades e áreas de atuação, totalizando cerca de 1.600 médicos-residentes em treinamento.

A despeito da grandeza dos programas de residência médica, há uma preocupação permanente da instituição com a qualidade do ensino, da pesquisa e da assistência prestada por nossos residentes. O HCFMUSP, maior complexo hospitalar da América Latina, oferece um centro médico-hospitalar amplo, bem estruturado e moderno, com todos os recursos diagnósticos e terapêuticos para o treinamento adequado dos residentes. Além disso, os residentes contam permanentemente com médicos preceptores exclusivos, médicos-assistentes e docentes altamente capacitados para o ensino da prática médica.

Esta série visa à difusão dos conhecimentos gerados na prática médica cotidiana e na assistência médica qualificada praticada pelos professores e assistentes nas diversas áreas do HCFMUSP.

Este volume de *Mastologia*, editado pelo Dr. José Roberto Filassi, Dr. Jonathan Yugo Maesaka e Prof. Dr. Edmund Chada Baracat, excepcionais professores e especialistas em Mastologia, que aliam extensa prática clínica com pesquisa e ensino nessa área, elaboraram um manual completo sobre Mastologia. Diversos especialistas, envolvidos no ensino médico, foram convidados para elaborar capítulos que abrangem desde alterações benignas até doenças malignas das mamas, passando por situações especiais, como carcinomas na gestação e no homem. Os aspectos clínicos e anatomopatológicos foram amplamente abordados, assim como a terapêutica e o seguimento das pacientes acometidas com patologias das mamas. Este manual foi elaborado com foco no ensino de médicos-residentes; porém, certamente servirá aos demais médicos interessados em Mastologia. O Manual do Residente de *Mastologia* faz parte de uma série de manuais, que seguramente se constituirá em grande sucesso editorial, assim como ocorreu com os demais manuais já lançados em nosso meio.

***José Otávio Costa Auler Jr.***
***Luis Yu***
*Coordenadores da Série*

# Prefácio

O Manual do Residente de *Mastologia* faz parte da *Série Manual do Médico-Residente do Hospital das Clínicas da Faculdade de Medicina da Universidade de São Paulo (HCFMUSP)*, que tem como editores os Professores Luis Yu e José Otávio Costa Auler Junior.

Sob coordenação do Dr. Jonathan Yugo Maesaka e dos Professores José Roberto Filassi e Edmund Chada Baracat, contou com a preciosa participação de todos os assistentes do Setor de Mastologia da Divisão de Clínica Ginecológica do Instituto de Câncer do Estado de São Paulo (Icesp) e do HCFMUSP.

Faz considerações sobre as principais e mais frequentes afecções mamárias benignas e malignas. Descreve os métodos diagnósticos e terapêuticos que são utilizados em nossa clínica.

Este Manual irá auxiliar o médico-residente, assim como o ginecologista e o mastologista, em sua tomada de decisão.

***Edmund Chada Baracat***

# Apresentação do Volume

A intenção deste Manual é apresentar as diretrizes em Mastologia, de maneira simples, abrangente e objetiva.

Inclui os procedimentos diagnósticos e terapêuticos preconizados no Setor de Mastologia da Disciplina de Ginecologia do Hospital das Clínicas da Faculdade de Medicina da Universidade de São Paulo (HCFMUSP) e Instituto do Câncer do Estado de São Paulo (Icesp).

Devemos ter em mente que cada caso clínico deve ser analisado individualmente e ser conduzido da maneira mais adequada baseado, obviamente, em condutas atualizadas.

Acreditamos que este Manual auxiliará os médicos-residentes de Ginecologia e Obstetrícia e Mastologia em sua formação.

***Os Editores***

# Sumário

## >> Parte 1: Alterações benignas da mama

**1.** Mastalgia, 3
*Bruno Salvador Sobreira Lima*
*José Roberto Morales Piato*
*José Roberto Filassi*

**2.** Mastites, 11
*Lucia Maria Martins Zuliani*
*José Roberto Morales Piato*

**3.** Ginecomastia, 17
*Maria Carolina Formigoni*
*Jonathan Yugo Maesaka*
*José Roberto Filassi*

**4.** Fluxo papilar, 23
*Bruno Salvador Sobreira Lima*
*Ana Maria Massad Costa*
*José Roberto Filassi*

**5.** Patologia benigna da mama na infância e na adolescência, 29
*Jonathan Yugo Maesaka*
*Arícia Helena Galvão Giribela*
*José Roberto Filassi*

**6.** Exames de imagem: mamografia, ultrassonografia e ressonância magnética, 35
*Jonathan Yugo Maesaka*
*Luciano Fernandes Chala*
*Su Jin Kim Hsieh*

**7.** Biópsias mamárias, 41
*Marcos Desidério Ricci*
*Luciano Fernandes Chala*
*Su Jin Kim Hsieh*

## >> Parte 2: Lesões não proliferativas da mama

**8.** Cistos, 51
*Jonathan Yugo Maesaka*
*Carlos Alberto Ruiz*

**9.** Fibroadenoma e tumor *phyllodes*, 57
*Jonathan Yugo Maesaka*
*Marcos Desidério Ricci*
*Carlos Alberto Ruiz*
*José Roberto Filassi*

## >> Parte 3: Lesões proliferativas da mama

**10.** Lesões precursoras, 65
*Sergio Masili-Oku*
*Angela Francisca Trinconi da Cunha*
*José Roberto Filassi*

**11.** Identificação de risco e medidas preventivas para o câncer de mama: manejo clínico e medicamentoso das pacientes de alto risco, 73
*Mila Meneguelli Miranda Zambone*
*Angela Francisca Trinconi da Cunha*
*Sergio Masili-Oku*
*José Roberto Filassi*

**12.** Carcinoma ductal *in situ*, 87
*Yedda Nunes Reis*
*Marcos Desidério Ricci*
*José Roberto Filassi*

## » Parte 4: Câncer de mama

### 13. Classificação histológica do câncer de mama, 95
*Juliana Pierobon Gomes da Cunha*
*Jonathan Yugo Maesaka*
*Fernando Nalesso Aguiar*

### 14. Estadiamento, 113
*Maria Carolina Formigoni*
*Lucia Maria Martins Zuliani*

### 15. Estádio inicial (I e II), 119
*Marcos Desidério Ricci*

### 16. Câncer de mama localmente avançado, 125
*Fernanda Barbosa Coelho Rocha*
*Flávia Abranches Corsetti Purcino*
*José Roberto Morales Piato*

### 17. Abordagem axilar, 133
*Jonathan Yugo Maesaka*
*José Roberto Morales Piato*
*José Roberto Filassi*

### 18. Radioterapia, 139
*Gustavo Nader Marta*
*Silvia Radwanski Stuart*

### 19. Quimioterapia adjuvante, 147
*Fabiano de Almeida Costa*
*Rodrigo Gonçalves*
*Laura Testa*

### 20. Terapia endócrina adjuvante no câncer de mama, 153
*Rudinei Diogo Marques Linck*
*Laura Testa*

## 21. Terapia neoadjuvante do câncer de mama, 159

*Laura Testa*
*Fernanda Barbosa Coelho Rocha*
*Flávia Abranches Corsetti Purcino*
*José Roberto Morales Piato*

## 22. Seguimento, 169

*Maria Carolina Formigoni*
*Lucia Maria Martins Zuliani*
*Jonathan Yugo Maesaka*
*José Roberto Filassi*

## 23. Câncer de mama metastático, 175

*Paola Bertolotti Cardoso Pinto*
*Fernanda Barbosa Coelho Rocha*
*Laura Testa*

## 24. Reconstrução mamária, 185

*Alberto Yoshikazu Okada*
*Alexandre Siqueira Franco Fonseca*
*Alexandre Mendonça Munhoz*
*Eduardo Gustavo Pires de Arruda*
*Eduardo Montag*
*Rolf Gemperli*

## 25. Contracepção após câncer de mama, 195

*Edson Santos Ferreira Filho*
*Nilson Roberto de Melo*
*Arícia Helena Galvão Giribela*
*José Roberto Filassi*
*Edmund Chada Baracat*

## 26. Tratamento dos sintomas menopausais após câncer de mama, 205

*Edson Santos Ferreira Filho*
*Nilson Roberto de Melo*
*Arícia Helena Galvão Giribela*
*José Roberto Filassi*
*Edmund Chada Baracat*

## Parte 5: Condições especiais

### 27. Doença de Paget, 217
*Mila Meneguelli Miranda Zambone*
*Marcos Desidério Ricci*

### 28. Carcinoma inflamatório, 223
*Carolina Malhone*
*Marcos Desidério Ricci*

### 29. Carcinoma oculto, 229
*Maria Carolina Formigoni*
*Luiz Carlos Batista do Prado*
*José Roberto Filassi*

### 30. Câncer de mama em homem, 235
*Jonathan Yugo Maesaka*
*Lucia Maria Martins Zuliani*
*Carlos Alberto Ruiz*

### 31. Câncer de mama e gestação, 239
*Angela Francisca Trinconi da Cunha*
*Eliane Azeka Hase*
*José Roberto Filassi*
*Rossana Pulcinelli Vieira Francisco*

### 32. Sarcomas, 249
*Laura Penteado*
*Marcos Desidério Ricci*

Índice remissivo, 255

# Parte 1

## Alterações benignas da mama

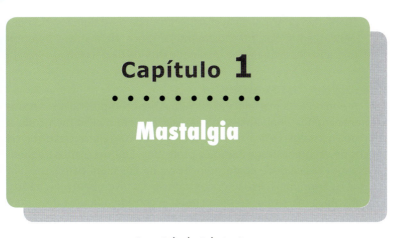

# Capítulo 1
## Mastalgia

Bruno Salvador Sobreira Lima
José Roberto Morales Piato
José Roberto Filassi

## Introdução

A mastalgia é um sintoma comum no consultório médico, pois causa preocupação às pacientes que frequentemente o relacionam com o câncer de mama, embora essa associação não seja verdadeira, principalmente em casos de tumores iniciais.

Uma leve sensibilidade na fase lútea do ciclo menstrual afeta a maioria das mulheres, devendo ser considerada como sintoma usual dessa fase. A mastalgia é a exacerbação da sensibilidade mamária, com consequente aumento da intensidade e duração da dor. Estudos demonstraram que esse sintoma acomete cerca de 69% da população americana e que 36% delas procuraram o serviço médico em razão dessa condição.

Raramente, é necessário algum tipo de intervenção; no entanto, algumas pacientes podem se beneficiar do tratamento medicamentoso.

O objetivo principal da avaliação clínica da mastalgia é excluir outras doenças, entre elas, principalmente, o câncer de mama, e determinar o impacto dessa queixa na qualidade de vida da paciente.

## Etiologia e fisiopatologia

A etiologia da mastalgia ainda não é bem compreendida, e possivelmente multifatorial. Apesar da associação com o ciclo menstrual, a chamada mastalgia cíclica, não está relacionada com alterações de níveis séricos de estradiol, progesterona e prolactina. Embora menos frequente, essa dor cíclica pode aparecer inclusive na pós-menopausa, período em que os hormônios sexuais encontram-se em níveis bem mais baixos. Atualmente, a mastalgia, de modo geral, é considerada uma desordem fisiológica, que possui mínima relação com câncer de mama (0,8-2%) ou com condições patológicas verdadeiras. Não foram observadas alterações histopatológicas distintas nas biópsias realizadas em mulheres com e sem mastalgia.

Aspectos psicológicos são um importante fator envolvido na gênese e manutenção da dor mamária.

## Classificação

A mastalgia é classificada de acordo com sua relação com o ciclo menstrual e sua localização, sendo dividida em três grupos:
1. Cíclica (70%): associada ao ciclo menstrual.
2. Acíclica (20%): não relacionada com o ciclo (Quadro 1.1).
3. Extramamária (10%): quando irradiada de outro local para a mama (Quadro 1.2).

A mastalgia também deve ser classificada pela intensidade dos sintomas, sendo denominada leve, quando há pouca ou nenhuma interferência nas atividades usuais, e moderada/grave, quando ocorrer em intensidade suficiente para interferir na qualidade de vida, atividades físicas, sociais e de trabalho.

### Quadro 1.1. Causas de dor mamária acíclica

- Síndrome de Mondor: tromboflebite superficial de veias da parede torácica
- Ectasia ductal
- Hipertrofia mamária
- Macrocistos
- Traumas

### Quadro 1.2. Causas de dor extramamária

- Síndrome de Tietze: costocondrite na região external homolateral
- Dores musculoesqueléticas
- Bursite escapular
- Neurite intercostal
- Origem gastrointestinal (colecistite, refluxo gastroesofágico, úlceras)
- Fibromialgia
- Herpes-zóster
- Angina

## Propedêutica

Inicialmente, devemos investigar o tipo de dor, intensidade, relação com ciclo menstrual, duração, localização, comorbidades e uso de medicações. O impacto da dor em atividades do cotidiano, principalmente no trabalho e no sono, deve ser avaliado para definir a necessidade de tratamento.

A avaliação clínica geralmente é suficiente para o diagnóstico. Os exames de imagem têm pouca utilidade, exceto naquelas pacientes em idade de rastreamento ou com lesões palpáveis. Quando realizados, o fato de serem negativos denota a ausência de alterações, o que reduz a ansiedade da paciente. Vale ressaltar que é fundamental, como já referido, excluir a possibilidade de neoplasia mamária na investigação de mastalgia.

## Exame físico

Exame de rotina de mamas; inspeção estática e dinâmica; palpação delicada das mamas com atenção aos pontos dolorosos; examinar axilas e fossas infra e supraclaviculares; palpação digital de espaços intercostais e articulação costoesternal, que podem ser origem de dor extramamária.

## Tratamento

A orientação verbal e esclarecimento da paciente é o ponto principal do tratamento. Mostrou-se eficaz em 70% das mulheres que apresentavam mastalgia, mas com diferentes percentuais de acordo com a intensidade do sintoma, sendo efetiva em 85% nos casos mais leves, 70% nos moderados e 52% nos intensos. Também mostrou, ainda, mais sucesso em pacientes cujos sintomas eram mais intensos no período pré-menstrual e em pacientes com sintomatologia presente há menos de seis meses.

O uso de sutiãs esportivos ("tops"), que fornecem um maior apoio às mamas, pode proporcionar alívio da mastalgia. A prescrição de analgésicos, anti-inflamatórios não esteroides (AINEs), vitamina E, ácido gamalinoleico e modificações da dieta (redução da ingesta de cafeína e gorduras), também podem promover a remissão da dor, apesar da eficácia semelhante ao placebo e não comprovação nos estudos. Como as pacientes tem alta taxa de resposta à orientação verbal, até mesmo o placebo aparenta ter uma taxa de sucesso considerável (40% em média). Cremes à base de progesterona e anti-inflamatórios tópicos podem ser considerados para tratamento de dores localizadas ou de origem osteomuscular, com efeitos colaterais mínimos.

A bromoergocriptina é um medicamento eficaz com custo razoável, mas infelizmente seus efeitos colaterais (hipotensão postural, cefaleia e náuseas) restringem seu uso. Não deve ser a primeira escolha.

O pequeno grupo com dor intensa e prolongada (mais de seis meses), e resistentes à terapêutica inicial, pode ser tratado com tamoxifeno ou danazol, sendo o tamoxifeno a primeira escolha por sua eficácia e menor incidência de efeitos colaterais.

O tamoxifeno, um modulador seletivo dos receptores de estrógeno (SERM), deve ser utilizado na dose de 10 mg/dia por três meses; caso alivie-se a dor, pode ser utilizado por mais três meses em dias alternados. Seus efeitos colaterais incluem fogachos, secura vaginal e osteoporose com uso prolongado. Em pacientes refratárias, pode-se utilizar a dose de 20 mg/dia.

O danazol é um esteroide androgênico de alta eficácia e proporciona o controle da dor em cerca de 93% dos casos. É o medicamento que apresenta a melhor resposta, mas às custas de diversos efeitos colaterais, como depressão, cefaleia, irregularidade menstrual e náuseas em mais de 2/3 dos pacientes, o que, com frequência, provoca a suspensão do tratamento. É recomendado a pacientes com histórico de mastalgia de forte intensidade que não responderam ao tamoxifeno. Pode ser mantido por quatro meses.

Concluindo, o aspecto psicológico do receio, medo e até fobia do câncer de mama, faz com que a orientação verbal, por si, resolva cerca de 70% dos casos e, por isso, deve ser o tratamento de primeira linha para esses casos.

No Setor de Mastologia da Disciplina de Ginecologia da Faculdade de Medicina da Universidade de São Paulo (FMUSP), recomenda-se a conduta na avaliação e tratamento da mastalgia descrita na Figura 1.1.

# Figura 1.1. Conduta na avaliação e tratamento da mastalgia

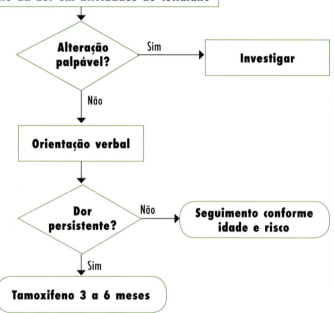

## Referências consultadas

Barros AC, Mottola J, Ruiz CA, Borges MN, Pinotti JA. Reassurance in the treatment of mastalgia. Breast J. 1999;5(3):162-5.

Fentiman IS, Caleffi M, Brame K, Chaudary MA, Hayward JL. Double-blind controlled trial of tamoxifen therapy for mastalgia. Lancet. 1986;1(8476):287-8.

Goyal A, Mansel RE; Efamast Study Group. A randomized multicenter study of gamolenic acid (Efamast) with and without antioxidant vitamins and minerals in the management of mastalgia. Breast J. 2005;11(1):41-7.

Santen RJ, Mansel R. Benign breast disorders. N Engl J Med. 2005;353(3):275-85.

Srivastava A, Mansel RE, Arvind N, Prasad K, Dhar A, Chabra A. Evidence-based management of Mastalgia: a meta-analysis of randomised trials. Breast. 2007;16(5):503-12.

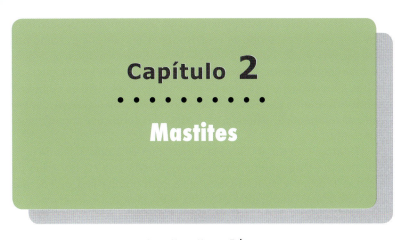

# Capítulo 2

## Mastites

Lucia Maria Martins Zuliani
José Roberto Morales Piato

## Introdução

As mastites são definidas como processos inflamatórios que acometem a glândula mamária, em sua maioria de etiologia infecciosa. Neste capítulo, vamos revisar os principais tipos de mastites, abordando suas etiologias e tratamentos individualmente.

## Mastite puerperal

A mastite puerperal (lactacional) é o processo infeccioso da mama da paciente lactante. A incidência da mastite puerperal varia amplamente, de acordo com levantamentos estatísticos, de 2 a 33% das puérperas que amamentam.

A patogênese da mastite puerperal decorre de más condições de higiene local, ou pela transmissão pelo neonato, durante a sucção, de bactérias da flora oral. Os agentes mais comuns são *Staphylococcus aureus*, *Staphylococcus epidermidis* e *Streptococcus* sp. As bactérias penetram pelos ductos lactíferos, encontrando meio de cultura ideal de crescimento, representado pela estase do colostro ou do leite.

O tratamento da mastite puerperal inicia-se com a introdução imediata de antibióticos, tendo as cefalosporinas ou penicilinas como primeira escolha. A diminuição da estase láctea (incentivando a amamentação, corrigindo a pega, realizando a expressão do leite), na vigência da mastite, é indicada, na tentativa de eliminar possível meio de cultura. A mastite, entretanto, pode evoluir para um quadro de abscesso, dependendo da terapêutica instituída, bem como das condições imunológicas da paciente.

O tratamento do abscesso lactacional inclui a prescrição de antibioticoterapia e de alguma forma de drenagem, seja ela por meio de incisão cirúrgica ou punção percutânea com agulha fina guiada por ultrassonografia. O conteúdo drenado, ou aspirado, deve ser encaminhado para exame de cultura com antibiograma, visando à pesquisa de flora aeróbia e anaeróbia. Todavia, antibioticoterapia de amplo espectro é prescrita antes dos resultados, limitando-se às drogas permitidas na lactação. A bactéria que coloniza o leite não tem efeitos deletérios ao neonato, sendo permitida e incentivada a manutenção da amamentação após a drenagem, respeitando-se, evidentemente, as condições locais da drenagem e sua proximidade do complexo areolopapilar.

## Mastite periareolar recidivante

A mastite periareolar recidivante (MPR) constitui processo inflamatório da porção central da mama, sem relação com a lactação, que apresenta evolução crônica e pode apresentar formação de fístula. É uma patologia benigna, e não eleva o risco de carcinoma da mama.

Ocorre em mulheres jovens, na pré-menopausa, principalmente na faixa etária dos 30 a 40 anos. Cerca de 70% das pacientes têm antecedente de quadro semelhante prévio e 90% são tabagistas. As condições socioeconômicas precárias, associadas ao tabagismo, são importantes fatores determinantes do abscesso periareolar recidivante. Componentes do tabaco atuariam no epitélio do ducto terminal, iniciando o processo de metaplasia escamosa reacional.

A patogênese do abscesso periareolar recidivante decorre do processo de alteração do epitélio que reveste o ducto, denominada metaplasia escamosa dos ductos terminais. Na metaplasia, o tecido epitelial colunar é substituído por tecido pavimentoso. A fístula periareolar, que muitas vezes acompanha o quadro de abscesso periareolar recidivante, decorre da oclusão da luz do ducto por um tampão de queratina, acarretando aumento da pressão intraluminal e drenagem do conteúdo acumulado para a pele. Quando existe contaminação bacteriana, a principal flora observada é representada por germes anaeróbios.

O quadro clínico se apresenta como surtos recidivantes de área de inflamação, com presença de dor periareolar, hiperemia e aumento de calor local. Pode ocorrer também endurecimento retroareolar ou até retração do complexo areolopapilar. A formação de abscesso superficial é frequente. A repetição dos surtos pode determinar o aparecimento de fístula, a qual também evolui em surtos, com fases de fechamento espontâneo.

O tratamento do abscesso periareolar recidivante varia conforme a fase evolutiva do quadro. Na fase aguda, o tratamento é clínico, com base na prescrição de antibioterapia, anti-inflamatórios não hormonais, e orientação à suspensão do fumo. Preconiza-se o uso de metronidazol na dose de 500 mg, via oral, a cada 8 horas, por 10 dias, associada à cefalosporina de primeira geração (cefalexina 500 mg, 6/6 horas). Na presença de abscesso que necessite de drenagem, esta deve ser acompanhada de uma biópsia de tecido periférico, visando descartar uma possível lesão tumoral.

O tratamento cirúrgico está indicado nos casos de recidivas múltiplas. A cirurgia deve ser realizada após tratamento da fase aguda (período de acalmia) para diminuição do risco de complicações pós-operatórias, como infecção ou deiscência. Preconiza-se a setorectomia com papilotomia parcial, com retirada do ducto envolvido no processo e porção parcial da papila. Essa técnica apresenta índices de recidiva em torno de 10%.

## Mastite por ectasia ductal

A mastite por ectasia ductal constitui o principal diagnóstico diferencial com a mastite periareolar recidivante. Ela é definida por processo inflamatório crônico, acompanhado de dilatação dos ductos principais, com consequente ectasia. Também chamada de mastite plasmocitária (por conta de sua apresentação histológica), ocorre principalmente em pacientes multíparas, na faixa etária entre 50 e 60 anos.

O quadro clínico é caracterizado por presença de fluxo papilar uni ou bilateral, de aspecto viscoso, espesso, multicolor, podendo, às vezes, ser purulento. Prurido e sensação de queimação papilar podem acompanhar o quadro. A retração papilar também não é incomum.

O tratamento pode envolver a prescrição de antibioticoterapia com espectro para Gram-positivo e anaeróbios na presença de infecções. Em casos de recidiva, a ressecção eletiva dos ductos terminais deve ser programada para 2 a 4 semanas após a resolução do processo infeccioso. A cirurgia, baseada em modificações da técnica original de Hadfield, consiste em uma incisão periareolar, dissecção e reconhecimento dos ductos dilatados, e secção individual na base da aréola ou a ressecção em "diamante" de todos os ductos principais.

## Outras mastites menos comuns

A mastite periférica possui etiologia desconhecida, e normalmente é acompanhada de abscesso, apresentando-se perifericamente à mama, em oposição às mastites periareolares (mais comuns). É associada a situações de debilidade do sistema autoimune, como diabetes, pacientes com infecção pelo HIV e pacientes imunossuprimidas (em vigência de quimioterapia ou corticoterapia). A condição pode ser agravada se a paciente tiver histórico de tabagismo. Os agentes mais comuns são *Staphylococcus* coagulase-negativa e anaeróbios. O tratamento consiste na drenagem cirúrgica ou por punção percutânea, e a instituição de antibióticos de espectro para as bactérias referidas.

A mastite granulomatosa idiopática apresenta-se como mastite crônica, de padrão recidivante, com quadros de fistulização associados. Pode acometer uni ou bilateralmente, e não possui etiologia bem definida. Histologicamente, o tecido biopsiado evidencia processo inflamatório abundante, com formação de granulomas. Há teorias que defendem uma reação autoimune, como etiogênese da doença. Outros advogam a infecção por *Corynebacterium* sp. como desencadeante para o processo infeccioso. O tratamento inclui o uso de metotrexato e/ou corticoides.

Mastites crônicas específicas são incomuns, e incluem lúpus eritematoso sistêmico, tuberculose, sarcoidose e infecção fúngica. Nestas, o tratamento deve ser sistêmico e buscando isolamento do agente etiológico se possível.

No Setor de Mastologia da Disciplina de Ginecologia da Faculdade de Medicina de Universidade de São Paulo (FMUSP), recomenda-se a conduta da Figura 2.1 na avaliação e tratamento da mastite crônica.

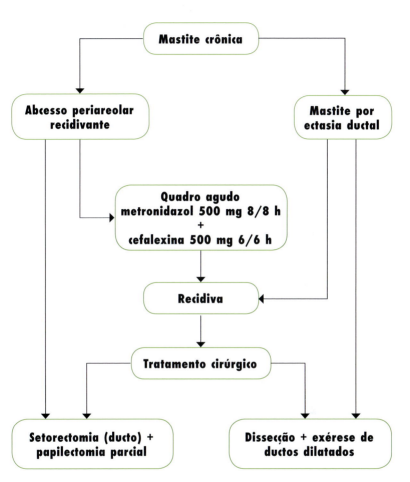

**Figura 2.1. Conduta na avaliação e tratamento da mastite crônica**

## Leituras recomendadas

Baracat EC (ed.). Condutas em ginecologia baseada em evidências – protocolos assistenciais – clínica ginecológica – Hospital das Clínicas da FMUSP. São Paulo: Atheneu; 2016.

Dixon JM. ABC of Breast Diseases: breast infection. BMJ. 1994;309:946.

Mansel RE, Webster DJT, Sweetland HM, editors. Benign disorders and diseases of the Breast. 3. ed. London: Saunders; 2009.

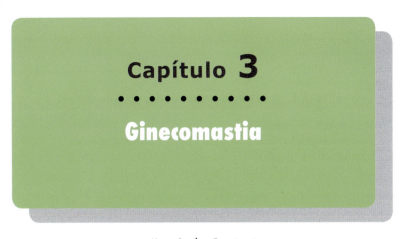

# Capítulo 3
## Ginecomastia

Maria Carolina Formigoni
Jonathan Yugo Maesaka
José Roberto Filassi

## Definição

Ginecomastia é o crescimento anormal benigno do tecido glandular da mama masculina. Na maior parte das vezes, é uma condição fisiológica e transitória. Apresenta três picos de incidência: no recém-nascido, na adolescência e na senectude.

A incidência estimada nos neonatos é de 60 a 90%. Nos adolescentes, os estudos demostram uma variação entre 30 e 60%, sendo a maior prevalência entre 13 e 14 anos de idade, com involução entre 16 e 17 anos. Entre os idosos, a ginecomastia é mais comum entre a quinta e sexta décadas de vida, com prevalência variável entre 24 e 65%. Em pacientes usuários de drogas antiandrogênicas, como a bicalutamida e a flutamida, a incidência chega a 70%.

## Fisiopatologia

A fisiopatologia se relaciona com um desequilíbrio entre a concentração de estrogênio (estimulante do tecido mamário) e de testosterona livre (efeito inibitório no tecido mamário) circulantes. Esse desbalanço da relação estrogênio-testosterona pode ocorrer por uma série de mecanismos, dentre eles o uso de medicamentos (Quadro 3.1).

### Quadro 3.1. Medicações associadas à ginecomastia

- Hormônios anabolizantes
- Antiandrogênios/inibidores da síntese de androgênios – bicalutamida, flutamida
- Antibióticos – isoniazida, imidazólicos
- Protetores gástricos – ranitidina, omeprazol
- Quimioterápicos – metotrexato, alquilantes
- Cardiovasculares – amiodarona, digoxina, nifedipino, metildopa
- Psicoativos – diazepam, haloperidol, tricíclicos
- Álcool, maconha, metadona, heroína

Fonte: Modificado de Bowman et al., 2012.

## Apresentação clínica

O quadro clínico, em geral, é um aumento unilateral das mamas, por vezes doloroso. Deve ser diferenciado do câncer de mama masculino e da pseudoginecomastia secundária à obesidade.

O diagnóstico é feito por meio da anamnese, questionando o uso de medicações, abuso de substâncias ilícitas, patologias prévias etc.

Ao exame físico, apresenta-se como um tecido móvel, de consistência fibroelástica, móvel. Lesões endurecidas, fixas, com alteração de pele e linfonodomegalias são sugestivas de neoplasia mamária. Para diferenciar a pseudoginecomastia da obesidade, deve-se atentar a outros sinais de obesidade e notar na palpação a presença de tecido gorduroso e não glandular.

Exames de imagem, como a mamografia e a ultrassonografia, podem ajudar no diagnóstico e planejamento do tratamento.

Recomenda-se a solicitação inicial de mamografia, visando caracterizar presença de tecido mamário (excluir pseudoginecomastia) e a presença de possíveis nódulos.

Com relação às dosagens hormonais, deve-se solicitar gonadotrofina coriônica humana (hCG), hormônio luteinizante (LH), testosterona e estradiol. Na suspeita de alterações hepáticas, renais ou tireoidianas, solicitar as dosagens específicas. Tumor testicular deve também ser investigado.

## Tratamento

Com relação ao tratamento, se a causa for o uso de determinada medicação, avaliar a possibilidade e o benefício de suspender ou trocar a droga. Caso seja relacionada com o uso de substâncias ilícitas, recomendar o abandono do uso.

O tratamento cirúrgico estético pode ser indicado para adolescentes ou idosos quando causar constrangimento ou desconforto psicossocial, e nos casos de ginecomastia volumosa. Na maioria dos casos, a conduta é expectante, uma vez que grande parte regride espontaneamente.

O uso de medicações, como o tamoxifeno, parece promissor na ginecomastia do adolescente. O objetivo seria corrigir o desbalanço entre estrogênios e androgênios que causam a proliferação do tecido mamário.

Séries de casos têm mostrado resultados favoráveis, principalmente no que diz respeito à melhora da dor e à redução do tecido mamário, em pacientes adolescentes com esse quadro.

Com relação ao paciente usuário de droga antiandrogênica (bicalutamida, flutamida), a utilização de tamoxifeno de maneira profilática (antes do desenvolvimento da ginecomastia) apresenta incidência até sete vezes menor de ginecomastia.

O principal tratamento para a ginecomastia persistente é o cirúrgico.

No Setor de Mastologia da Disciplina de Ginecologia da Faculdade de Medicina de Universidade de São Paulo (FMUSP), recomenda-se a conduta na avaliação da ginecomastia como descrita no fluxograma a seguir (Figura 3.1).

**Figura 3.1. Conduta na avaliação da ginecomastia**

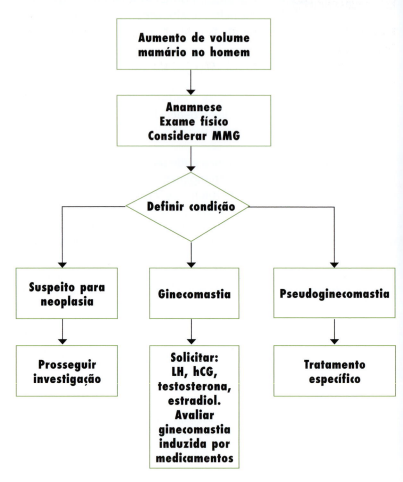

MMG: mamografia; LH: hormônio luteinizante; hCG: gonadotrofina coriônica humana.

## Referências consultadas

Bowman JD, Kim H, Bustamante JJ. Drug-induced gynecomastia. Pharmacotherapy. 2012;32(12):1123-40.

Braunstein GD. Gynecomastia. NEJM. 2007;357:(12)1229-37.

Narula HS, Narula HEC. Gynaecomastia: pathophysiology, diagnosis and treatment. Nat Rev Endocrinol. 2014;10:684:98.

Romanelli ASF, Sansone M, Lenzi A, Di Luigi L. Gynecomastia and hormone. Endocrine. 2017;55:37-44.

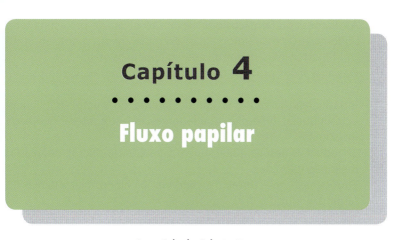

# Capítulo 4

## Fluxo papilar

Bruno Salvador Sobreira Lima
Ana Maria Massad Costa
José Roberto Filassi

## Introdução

Fluxo papilar é a saída de secreção pelo mamilo fora do ciclo gravídico-puerperal. É uma importante causa de procura pelo mastologista e corresponde a 5% das consultas especializadas. Em 95% dos casos, a etiologia é benigna, e entre 60 e 80% das mulheres apresentarão fluxo papilar durante a vida. Esse sinal é mais frequente no menacme; no entanto, quando presente em idosas, a probabilidade de neoplasia é maior. Pode se apresentar com diferentes características de coloração, aspecto, duração e lateralidade. Está relacionado com uma grande ansiedade e expectativa por parte da paciente em razão de sua associação frequente com câncer; por isso, sua abordagem adequada é fundamental, proporcionando o diagnóstico e tratamento corretos.

## Etiologia e fisiopatologia

O fluxo papilar tem sua origem em causas fisiológicas, alterações da glândula mamária (intra e extraductais) e endócrinas (extramamárias). As doenças ou fármacos que elevam os níveis de prolactina também podem causar esse sintoma (por exemplo, medicamentos hormonais, anti-hipertensivos, psicotrópicos, antieméticos etc.).

Das alterações próprias do parênquima mamário, podemos dividir em:

- » Intraductais (inerentes à parede interna do ducto): papilomas, ectasia ductal, hiperplasias, adenomas; galactoforites e neoplasia intraductal.
- » Extraductais (lesões que rompem a parede do ducto): neoplasias malignas, infecções.
- » Endócrinas: galactorreia secundária à hiperprolactinemia ou fármaco-induzida.

A lesão mais frequente é o papiloma intraductal, uma lesão epitelial benigna dos ductos mamários (responsável por 95% dos fluxos patológicos, quando não há lesão evidente ao exame clínico ou de imagem).

Esse sinal pode ser classificado de acordo com a lateralidade, o número de ductos acometidos, se espontâneo ou provocado, persistente ou transitório, e de acordo com a coloração.

## História clínica

Na anamnese, devemos buscar identificar os fatores de risco familiares e pessoais para câncer de mama, a paridade, identificar a fase da vida reprodutiva em que a paciente se encontra, o uso de medicações, o uso de drogas ilícitas, a terapia hormonal, a manipulação excessiva dos mamilos, os traumas e as características da coloração. Distinguir entre o fluxo fisiológico com baixo risco de associação com neoplasias e o patológico. O fluxo que possui características de benignidade é espontâneo, multiductal e bilateral, e sugere galactorreia.

O fluxo papilar é considerado patológico quando apresenta as características descritas no Quadro 4.1.

### Quadro 4.1. Características do fluxo papilar patológico

- Unilateral
- Uniductal
- Espontâneo
- "Água de rocha", sanguinolento, sero-hemorrágico
- Persistente (> 2 vezes/semana e presente após 4 a 6 semanas)
- Sexo masculino
- Pacientes idosas

*Fonte: Elaborado pelos autores.*

## Exame físico

Proceder ao exame de rotina de mamas. Durante o exame físico, é fundamental verificar o fluxo e suas características, se é espontâneo ou provocado. Deve-se avaliar se é proveniente de apenas um ou mais ductos, se está presente nas duas mamas e seu aspecto e coloração. É importante visualizar a secreção sobre uma gaze branca para avaliar corretamente a coloração. Além disso, tentar localizar o ponto de gatilho (segmento que origina o fluxo). Esse ponto geralmente é peri ou subareolar e, nesse local, em geral, encontra-se a lesão causadora do sintoma, que será o objetivo de eventual tratamento cirúrgico.

## Exames complementares

O diagnóstico do fluxo papilar é baseado no exame físico da mama. A propedêutica complementar (mamografia e ultrassonografia) deve ser solicitada apenas com a finalidade de excluir a presença de câncer e lesões concomitantes, apesar de esses exames apresentarem baixa sensibilidade. A ultrassonografia pode ser útil na avaliação de algumas alterações intraductais, especialmente em lesões papilomatosas. Em suma, os exames de imagem devem ser realizados, pois, se alguma lesão for visualizada, pode se estabelecer a causa do fluxo, que pode ser diagnosticada por *core biopsy* ou biópsia assistida a vácuo (mamotomia).

A citologia do fluxo papilar não demonstrou ser benéfica, pois sua sensibilidade é muito baixa (cerca de 16%). Portanto, não deve ser solicitada rotineiramente.

A ressonância magnética não deve ser utilizada como padrão, apesar do aumento da utilização nos últimos anos como exame complementar na elucidação diagnóstica.

A ductografia é um método pouco utilizado em razão do desconforto gerado pelo exame, além de ser pouco específico. Pode ser útil em lesões periféricas.

Ductoscopia e lavado ductal são métodos que apresentam evidência limitada e praticamente não são realizados.

## Tratamento

O tratamento vai depender das características do fluxo. A paciente com fluxo não suspeito deve receber orientação verbal e ser tranquilizada.

A galactorreia deve ser tratada de acordo com a causa diagnosticada.

Casos de ectasia ductal às vezes poderão necessitar de cirurgia em decorrência de desconforto ocasionado pelo fluxo contínuo, manchando as vestes e influindo inclusive em aspectos da vida sexual.

Quando ocorrer o diagnóstico de papiloma sem atipias em biópsias percutâneas, em geral, deve-se proceder à ressecção cirúrgica da lesão como um todo, em razão do risco de subestimação. Em nosso serviço, nos casos em que a lesão tinha até 1 cm e foi removida completamente na biópsia percutânea, demonstrou-se que não há necessidade de intervenção cirúrgica complementar, pois o risco de subestimação é praticamente nulo.

Em casos de papilomas com atipias nas biópsias, a ressecção cirúrgica da área em volta da lesão é fundamental para afastar subestimação.

Obviamente, se o diagnóstico for câncer, o tratamento deverá ser apropriado como está descrito nos respectivos capítulos deste livro.

Os fluxos patológicos sem evidência de lesão deverão ser submetidos à avaliação histológica, em geral biópsia cirúrgica excisional.

A técnica cirúrgica preferencial na abordagem de fluxos suspeitos é a ressecção seletiva dos ductos afetados, sobretudo naquelas mulheres que ainda não tem prole constituída e poderão amamentar futuramente.

Realiza-se uma incisão periareolar na região do "ponto-gatilho", identifica-se o ducto dilatado e resseca-se totalmente a área. O ducto pode ser localizado também por cateterização com sonda de ducto lacrimal ou jelco fino, e procede-se à injeção de azul de metileno para a ductografia, facilitando a individualização do ducto-alvo. Caso ocorra a impossibilidade de corar ou individualizar o ducto comprometido, pode-se realizar e exérese parcial ou total dos ductos retroareolares, principalmente em pacientes na pós-menopausa ou que não desejam amamentar. É importante salientar que, geralmente, as lesões causadoras de fluxo estão localizadas próximas à região areolar.

No Setor de Mastologia da Disciplina de Ginecologia da Faculdade de Medicina da Universidade de São Paulo (FMUSP), recomenda-se a conduta na avaliação do fluxo papilar descrita no fluxograma a seguir (Figura 4.1).

**Figura 4.1. Conduta na avaliação do fluxo papilar**

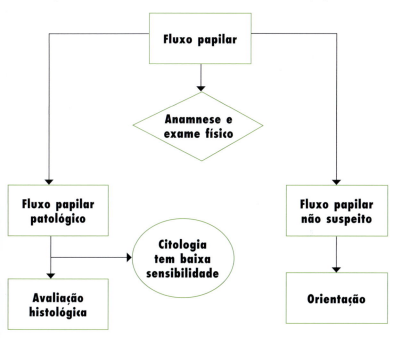

## Referências consultadas

Baracat EC. Condutas em ginecologia baseada em evidências – Protocolos Assistenciais Clínica Ginecológica Hospital das Clínicas – FMUSP. São Paulo: Atheneu; 2016.

Cabioglu N, Hunt KK, Singletary SE, Stephens TW, Marcy S, Meric F et al. Surgical decision making and factors determining a diagnosis of breast carcinoma in women presenting with nipple discharge. J Am Coll Surg. 2003;196:354.

Chen L, Zhou WB, Zhao Y, Liu XA, Ding Q, Zha XM et al. Bloody nipple discharge is a predictor of breast cancer risk: a meta-analysis. Breast Cancer Res Treat. 2012;132(1):9-14.

Morrogh M, Park A, Elkin EB, King TA. Lessons learned from 416 cases of nipple discharge of the breast. Am J Surg. 2010;200(1):73-80.

Wong Chung JE, Jeuriens-van de Ven SA, van Helmond N, Wauters CA, Duijm LE, Strobbe LJ. Does Nipple Discharge Color Predict (pre-) Malignant Breast Pathology? Breast J. 2016;22(2):202-8.

# Capítulo 5

# Patologia benigna da mama na infância e na adolescência

Jonathan Yugo Maesaka
Arícia Helena Galvão Giribela
José Roberto Filassi

## Desenvolvimento mamário normal e anormal

A compreensão do desenvolvimento mamário normal auxilia no entendimento das patologias congênitas da mama.

Durante a quinta semana de vida intrauterina, uma pequena camada de células ectodérmicas dispostas em linha aparece da axila até a virilha, que chamaremos de linha láctea. Processos involutivos tornam esse grupamento celular superficial e localizado na região torácica; e proliferativos, no qual o mesmo grupamento é envolvido por células mesenquimais, que se diferenciarão em fibroblastos, tecido muscular liso e adipócitos.

Por volta do sexto mês de idade gestacional, a glândula mamária encontra-se estabelecida na região torácica, em número de dois, sob forma de estrutura tubular simples circundada por tecido fibroconjuntivo.

Após o nascimento, a mama vai progressivamente se desenvolvendo, ganhando novas ramificações e capacidade secretória. Nessa fase, recém-nascidos masculinos ou femininos possuem glândulas mamárias de potenciais semelhantes, ou seja, caso hormonalmente estimuladas, tem capacidade de desenvolvimento completo (que no homem é chamada ginecomastia – ver Capítulo 3).

Na ocasião da puberdade, com o estímulo do estrogênio, inicia-se a aquisição dos caracteres secundários femininos na mama, a qual será funcionalmente completada à custa de estímulo da progesterona. Do ponto de vista clínico, a telarca é o primeiro dos eventos a ocorrer na mulher, sendo seguida pela pubarca e menarca.

Classicamente, o seguimento clínico por parte do médico-assistente é dado pelas fases de desenvolvimento de Tanner, descritas no Quadro 5.1.

### Quadro 5.1. Fases de desenvolvimento de Tanner (mamário)

| | |
|---|---|
| Estágio 1 | Pré-puberal |
| Estágio 2 | Elevação de mama e papila; aumento da aréola |
| Estágio 3 | Crescimento de mama e aréola; sem separação de contorno |
| Estágio 4 | Duplo contorno |
| Estágio 5 | Mama madura – projeção apenas da papila, nivelamento do contorno areolar |

Fonte: Adaptado de Bordini e Rosenfield, 2011.

## Patologias congênitas da mama
### Politelia

A politelia é a mais comum das alterações congênitas da mama. Trata-se do aparecimento de mamilo, em geral localizado em algum ponto da linha láctea embrionária (da axila à virilha) – sendo mais comum abaixo da linha mamilar. Ocorre em 1% de todas as mulheres. Seu tratamento é cirúrgico, e tem finalidade comumente estética.

## Polimastia

É o nome dado à presença de tecido mamário associado a mamilo em localização além das mamas convencionais. Mais comum localizar-se na região axilar. Em geral, só é identificada após a puberdade e a gestação, podendo receber tratamento cirúrgico por conta de seu volume e dor no período menstrual.

## Mamas aberrantes

São fragmentos de tecido mamário localizados perifericamente ao tecido mamário ortotópico, não respeitando a linha láctea. Podem ocorrer na região paraesternal, subclavicular e inframamária. Caracteriza-se por sistema secretório desorganizado e, assim, vulnerável – por isso, sugere-se que essa condição apresenta tendência de transformação maligna.

## Hipomastia

Hipomastia é o nome dado ao crescimento incompleto do tecido mamário. Pode se apresentar uni ou bilateralmente. Em sua maioria idiopática, pode ser resultado de infecção local/manipulação cirúrgica na infância, bem como radioterapia torácica, as quais resultam em lesão do broto mamário e falha no desenvolvimento da glândula. Resulta em insatisfação com autoimagem e baixa autoestima. Seu tratamento é cirúrgico, e pode variar de acordo com perspectivas pessoais e gravidade do quadro.

## Síndrome de Poland

A síndrome de Poland é um espectro de malformações do tórax anterior. Sua apresentação mais comum é hipomastia associada à agenesia do músculo peitoral maior. Em casos mais graves, pode se apresentar com sindactilia, agenesia ulnar, e malformações de caixa torácica. A necessidade de correção é determinada pela gravidade do quadro, e pode envolver equipe multidisciplinar (cirurgia torácica, cirurgia plástica, ortopedia).

## Anomalias hipertróficas da mama

Mamas volumosas podem se apresentar de maneiras distintas, iniciando-se com constrangimento da paciente, limitações corpóreas (para compra de roupas, por exemplo), seguindo-se de comprometimento em atividades sociais, limitações físicas, e dores em coluna e pescoço. Ainda assim, trata-se de tópico de difícil classificação: mamas volumosas como variação da normalidade; mamas hipertróficas, e, então, a gigantomastia (quando a mama ultrapassa 1.500 cc de volume).

## Hipertrofia juvenil

Trata-se de crescimento descontrolado do tecido mamário que pode ocorrer (raramente) durante o início do estímulo fisiológico ovariano. Cabe ressaltar que não se observa, nessas pacientes, dosagens aumentadas hormonais, colocando a doença mais como predisposição individual do que como desbalanço hormonal. Com o crescimento súbito, pode trazer dificuldades sociais e físicas. O tratamento é cirúrgico, e seu momento pode variar de acordo com a gravidade de apresentação. Nódulos mamários gigantes entram como diagnóstico diferencial.

## Nódulos mamários

A paciente com nódulo mamário na infância necessita de abordagem condizente com sua faixa etária e autonomia. A identificação do nódulo por parte do cuidador é, em geral, causa de grande ansiedade e preocupação. Assim, o esclarecimento correto da condição é parte fundamental da abordagem desses pacientes.

Para abordagem de lesões palpáveis identificadas ao exame físico, o uso do teste tríplice (exame físico, ultrassonografia e punção por agulha fina) pode auxiliar na abordagem (ver Capítulo 9).

A principal lesão identificada nessa população é o fibroadenoma. Nessa faixa etária, apresenta-se com palpação suave e móvel, por vezes de palpação difícil pelas características de textura mamária da paciente jovem. Seu crescimento ocorre entre 1 e 3 cm, em geral no período de 1 a 5 anos. Depois desse período, a tendência é estabilizar e, eventualmente, involuir.

## Fibroadenoma gigante juvenil

O fibroadenoma gigante juvenil é o nome dado ao fibroadenoma maior de 5 cm, que ocorre na paciente entre 11 e 20 anos de idade. Apresenta-se com crescimento rápido, associado ocasionalmente a engurgitamento venoso e possibilidade de sofrimento cutâneo. Pode trazer desafios ao diagnóstico ao, por vezes, se confundir com a hipertrofia mamária.

Na patologia, possui espectro amplo de apresentação epitelial e estromal, com variações em relação a atipias e atividade mitótica. Por isso, é importante cautela por parte do mastologista para não supertratar a doença que, na maior parte das vezes, tem comportamento benigno.

Seu tratamento, em geral, é a nodulectomia, visando mínimo dano ao tecido mamário.

## Mastalgia

A paciente jovem pode se apresentar com quadros de dor mamária. Essa situação é associada a grande apreensão por parte das pacientes, e muito associada ao medo do câncer (cancerofobia). Boa anamnese, com conhecimento de fatores causais e associações (por parte da paciente) é importante para auxílio diagnóstico. O exame físico deve buscar excluir lesões mamárias, com atenção para sinais inflamatórios/mastite. O tratamento segue as orientações para população geral (ver Capítulo 1).

No Setor de Mastologia da Disciplina de Ginecologia da Faculdade de Medicina da Universidade de São Paulo (FMUSP), recomenda-se a conduta da Figura 5.1 na avaliação das patologias benignas da mama na infância e na adolescência.

**Figura 5.1. Conduta na avaliação das patologias benignas da mama na infância e na adolescência**

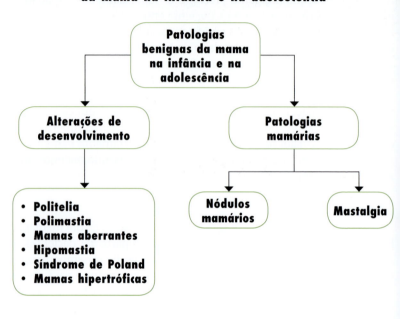

---

Referências consultadas

Baracat EC (ed.). Condutas em ginecologia baseada em evidências – protocolos assistenciais – clínica ginecológica – Hospital das Clínicas da FMUSP. São Paulo: Atheneu; 2016.

Bordini B, Rosenfield RL. Normal pubertal development: part II: clinical aspects of puberty. Pediatr Rev. 2011;32(7):281-92.

Elsedfy H. A clinical approach to benign breast lesions in female adolescents. Acta Biomed. 2017;88(2):214-21.

Gao Y, Saksena MA, Brachtel EF, terMeulen DC, Rafferty EA. How to approach breast lesions in children and adolescents. Eur J Radiol. 2015;84(7):1350-64.

Mansel RE, Webster DJT, Sweetland HM, editors. Benign disorders and diseases of the Breast. 3. ed. Philadelphia: Saunders; 2009.

# Capítulo 6

## Exames de imagem: mamografia, ultrassonografia e ressonância magnética

Jonathan Yugo Maesaka
Luciano Fernandes Chala
Su Jin Kim Hsieh

## Objetivo

Definir indicações e métodos para rastreamento do câncer de mama.

## Avaliação inicial

### História clínica e exame físico

A paciente será submetida a rastreamento por imagem quando for assintomática e possuir exame físico negativo.

A história da paciente deve contemplar avaliação de risco para câncer de mama (ver Capítulo 11).

## Indicações atuais

### Paciente sem risco aumentado para câncer de mama (average risk)

» Entre 20 e 40 anos – exame físico a cada 1 a 3 anos.
» Acima de 40 anos – em geral: exame físico anual + mamografia anual (ver considerações a seguir).

### Considerações (Quadro 6.1)

**Quadro 6.1. Recomendação de rastreamento mamográfico**

- Anual entre 40 e 74 anos
- Acima de 75 anos, preferência pela mamografia digital para as que tiverem expectativa de vida maior que sete anos, com base nas comorbidades

Fonte: Adaptado de Urban et al., 2017.

### Pacientes com risco aumentado para câncer de mama (high risk)

É considerado risco aumentado para câncer de mama:

» Radioterapia mediastinal prévia antes dos 30 anos. Ressonância magnética a partir dos 25 anos e, aos 30 anos, associar à mamografia anual ou início de rastreamento oito anos após término da radioterapia + exame físico a cada seis meses.
» Risco estimado pelo índice de Gail > 1,7 em cinco anos (pacientes acima de 35 anos). Mamografia anual + exame físico a cada seis meses.
» Risco vitalício > 20% definidos por modelos que incluam antecedente familiar. Mamografia anual após 35 anos e exame físico a cada seis meses. Considerar uso de ressonância magnética anual, principalmente se houver história familiar.
» Genealogia sugestiva de síndrome hereditária. Mamografia anual, iniciando aos 30 anos, associada à ressonância magnética, que pode iniciar aos 25 anos, ou 10 anos antes do caso familiar mais jovem + exame físico semestral.

» Neoplasia lobular/hiperplasia ductal atípica/carcinoma ductal *in situ* e carcinoma invasor de mama pregresso. Mamografia anual a partir do diagnóstico + exame físico a cada seis meses.

## *Considerações*

» O rastreamento será mantido quando a expectativa de vida for de pelo menos cinco anos; assim, considerando a idade e eventuais comorbidades, ou até o momento em que a paciente não desejar mais qualquer tratamento decorrente de eventual diagnóstico.

» A ultrassonografia mamária será indicada para rastreamento em pacientes com contraindicações clínicas à ressonância magnética (por exemplo: alergia ao gadolínio, insuficiência renal crônica) ou impossibilidade técnica de realização do exame (por exemplo: claustrofobia).

» Não há suporte de literatura para o rastreamento com ultrassonografia para todas as mulheres de risco populacional usual. A ultrassonografia deve ser considerada como adjunta à mamografia para mamas densas.

» Não há suporte de literatura para o rastreamento com ressonância magnética para todas as mulheres de risco populacional usual, sendo recomendado apenas para as de alto risco.

» Quanto à tomossíntese, recomenda-se o uso em associação à mamografia digital (COMBO ou sintetizada) para as mulheres com risco populacional usual.

No Setor de Mastologia da Disciplina de Ginecologia da Faculdade de Medicina da Universidade de São Paulo (FMUSP), recomenda-se a conduta no rastreamento das neoplasias mamárias como mostra a Figura 6.1.

# Figura 6.1. Conduta no rastreamento das neoplasias mamárias

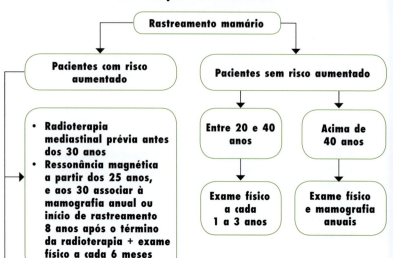

## Referências consultadas

Chesebro AL, Chikarmane SA, Ritner JA, Birdwell RL, Giess CS. Troubleshooting to overcome technical challenges in image-guided breast biopsy. Radiographics. 2017;37(3):705-18.

Hayes MK. Update on preoperative breast localization. Radiol Clin N Am. 2017;55:591-603.

Mahoney MC, Newell MS. Breast intervention: how I do it. Radiology. 2013;268:12-24.

Urban LABD, Schaefer MB, Duarte DL, Santos RP, Maranhão NMA, Kefalas AL et al. Recomendações do Colégio Brasileiro de Radiologia e Diagnóstico por Imagem, da Sociedade Brasileira de Mastologia e da Federação Brasileira das Associações de Ginecologia e Obstetrícia para o rastreamento do câncer de mama. Radiol Bras. 2017;50(4):244-9.

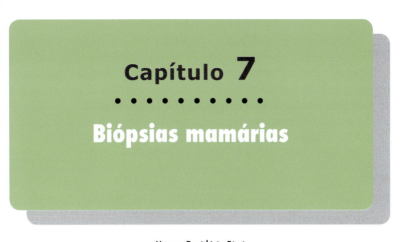

Marcos Desidério Ricci
Luciano Fernandes Chala
Su Jin Kim Hsieh

## Introdução

A indicação de verificação histológica de lesões mamárias é ditada pela correta categorização das mamas de acordo com o *Breast Imaging Reporting and Data System* (BI-RADS®) mamográfico, ultrassonográfico e de ressonância magnética. O BI-RADS® foi um modelo de normalização, adotado pelo Colégio Americano de Radiologia, com primeira edição em língua inglesa em 1992. O modelo foi realizado em conjunto com o Instituto Americano do Câncer, o Centro de Prevenção e Controle de Doenças do Food and Drug Administration (FDA) e o Colégio Americano de Cirurgiões e de Patologistas. Esse modelo preconiza um relatório de estudo de imagem de mama conciso, com descrição dos achados, terminologia padronizada, impressão diagnóstica e recomendação pertinente.

A partir da categorização dos exames de imagem pelo BI-RADS®, a decisão na indicação de elucidação histológica de uma lesão mamária ficou dependente da conduta preconizada por esse modelo. Lesões categorizadas como 4 e 5 são candidatas à verificação histológica. As lesões 3 podem ter essa indicação, a depender dos antecedentes pessoais e familiares de risco para câncer de mama e da preferência da paciente pelo seguimento semestral da lesão por três anos. Uma vez que a probabilidade de malignidade dessas lesões é menor que 2%, a regra é o seguimento semestral, sem indicação de biópsia imediata.

Existem dois tipos de biópsias mamárias: percutâneas e cirúrgicas. As principais indicações de biópsias percutâneas são:

» Nódulos/calcificações de categoria BI-RADS 4 e 5.
» Nódulos/calcificações de categoria BI-RADS 3, em casos específicos (quando não está indicado o seguimento).
» Mais de um nódulo ou foco de calcificações suspeito, de distribuição multicêntrica, para facilitar o planejamento terapêutico.

## Tipos de biópsia percutânea
## Punção aspirativa com agulha fina (PAAF)

Para a correta obtenção de material representativo da lesão, o procedimento deve ser efetuado por equipe treinada, guiado por exame de imagem e interpretado por citopatologista experiente em patologia mamária.

### Indicações

» Elucidação de linfonodos axilares ou supraclaviculares suspeitos.
» Para alívio sintomático de cistos, esvaziamento/coleta de material para cultura de coleções/abscessos.
» Para diferenciação de conteúdo líquido espesso ou sólido em nódulos ou estruturas intraductais – após o esclarecimento da natureza sólida da lesão, é recomendado prosseguir com algum tipo de biópsia por agulha grossa.

### Desvantagens

» Extremamente dependente do citopatologista.
» Alta porcentagem de material insuficiente (34 a 40%).
» A citologia oncótica não diferencia o carcinoma *in situ* do invasivo.

# Core *biopsy* (biópsia percutânea com agulha grossa)

A biópsia percutânea por agulha grossa ou *core biopsy* é de grande valia, com taxas de acurácia próximas à biópsia cirúrgica, com sensibilidade de 70 a 99% e especificidade perto de 100%, permitindo, em casos selecionados, evitar intervenções cirúrgicas. O resultado da *core biopsy*, quanto ao seu grau de suspeita de malignidade, deve ser confrontado com a impressão diagnóstica da lesão clínica, mamográfica e ultrassonográfica.

O número de disparos necessários para obtenção de uma amostra tecidual representativa dependerá das características da lesão. O número de espécimes obtidos está diretamente relacionado com a melhora na acurácia da técnica. Devem ser obtidos ao menos seis fragmentos nos casos da *core biopsy* guiada por ultrassom de nódulos sólidos.

A técnica é mais precisa na elucidação da natureza histológica de nódulos do que de calcificações. Para estas, a preferência é a mamotomia guiada por estereotaxia.

## Indicações

Nódulos ou massas visibilizados à ultrassonografia com diâmetro preferencialmente ≥ 10 mm (1 cm).

## Limitações

» Erro amostral – quantidade de tecido não representativo em razão de diversos motivos:
  - Características do tecido mamário ao redor da lesão: tecido muito denso pode desviar a trajetória da agulha, tecido muito adiposo pode determinar mobilidade extrema da lesão.
  - Características e topografia da lesão: alta densidade dificulta penetração da agulha, lesões não muito conspícuas dificultam a sua identificação durante a biópsia, lesões muito profundas ou muito vascularizadas ou próximas a grandes estruturas vasculares.

» As complicações são raras, menos que 1%, limitadas a hemorragias, hematomas e infecções. Complicações menos frequentes incluem: infecção, formação de abscesso, pneumotórax, fístula láctea e deformidade cosmética.

## Mamotomia

A mamotomia é um sistema de biópsia por agulha grossa auxiliada pela aspiração a vácuo, que difere da *core biopsy* por ser constituído por uma cânula de duplo lúmen que é inserida percutaneamente na mama uma única vez. Possui um sistema de aspiração rotatório, unido a um módulo de controle de aspiração. A agulha rotatória pode ter diversos diâmetros, de 8 a 14 Gauge. O método permite a obtenção de diversas amostras de tecido.

Havendo a remoção completa da lesão suspeita, é conveniente a marcação do local por meio da inserção de um clipe metálico, inserido com um guia pela própria luz da cânula. Isso permite localizar radiologicamente essa área se houver necessidade de excisão cirúrgica.

### *Vantagens da mamotomia*

- » Diagnóstico histológico de nódulos sólidos ≤ 10 mm (1 cm).
- » Áreas de desestruturação da arquitetura ou de alteração da ecotextura/densidade do parênquima visibilizadas pela ultrassonografia/mamografia.
- » Pacientes portadoras de próteses mamárias.
- » Amostras teciduais mais representativas.

### *Indicações*

- » Nódulos com diâmetro ≤ 10 mm (1 cm).
- » Calcificações agrupadas.
- » Lesões visibilizadas apenas por ressonância magnética.
- » Lesões identificadas por ultrassonografia *second look* (para colocação de clipe marcador para posterior correlação com ressonância magnética).

### *Complicações*

- » Hematoma.
- » Reação vasovagal.
- » Sangramento.
- » Dor.

# Biópsias cirúrgicas

O procedimento cirúrgico de obtenção de um espécime mamário é, por si mesmo, um método diagnóstico, mas pode também ser terapêutico se a finalidade é a exérese completa da lesão. Quanto à extensão de ressecção tecidual, a biópsia cirúrgica pode ser dita excisional, quando toda a lesão de interesse é incluída no produto de ressecção, e incisional quando parcialmente representado.

## *Indicações*

- » Lesão visibilizada somente pela ressonância magnética, sem dispositivo de biópsia percutânea dedicada.
- » Localizações de difícil acesso, como lesões próximas ao M. peitoral maior, à pele, vasos ou próteses e mamas de pequeno volume.
- » Lesões histológicas que podem conferir um diagnóstico subestimado, quando o diagnóstico é feito por meio de biópsia percutânea: hiperplasia ductal atípica, neoplasia lobular (hiperplasia lobular atípica e CLIS), carcinoma ductal *in situ*, cicatriz radiada (pode ser considerado o seguimento com ressonância magnética nas lesões pequenas, cujo achado foi incidental, assim como a revisão histológica), lesões papilíferas (pode ser considerado o seguimento em lesões < 1 cm, sem evidências de atipias, e lesão retirada integralmente na biópsia percutânea).

# Biópsia orientada por localização pré-cirúrgica (fio metálico ou radiofármaco)

## *Detalhes técnicos – fio metálico*

- » Dobrar o fio metálico 90° em relação à pele, fixando-o com fita adesiva.
- » Transportar a paciente da sala de radiologia à sala cirúrgica com maca, evitando ao máximo que ela se mova, particularmente do membro superior ipsilateral à mama que sofreu agulhamento.
- » A responsabilidade pela retirada do fio metálico deve ser dividida entre o cirurgião, o patologista e o radiologista.

### Complicações

- » Migração do fio metálico para a parede torácica.
- » Transecção e retenção de fragmentos do fio metálico no tecido mamário durante a biópsia excisional.
- » Migração do fio para setores mamários não relacionados com a lesão de interesse.
- » Crise vagal de moderada a grave.
- » Sangramento.

## Radiofármaco: ROLL – localização de lesão oculta radioguiada

Localização de lesão não palpável, por meio da injeção do tecnécio (Tc$^{99m}$), seguida pela monitoração intraoperatória com *gamma probe*. Os princípios técnicos consistem na injeção intratumoral, orientada por métodos de imagem, de 0,2 mL de albumina coloidal marcada com Tc$^{99m}$, seguida em 180 a 300 minutos pela cintilografia mamária, e na utilização de detector de radiação *gamma probe* para localização intraoperatória da lesão.

No decorrer do tempo, surgiram várias publicações demonstrando as vantagens do ROLL sobre o fio metálico na localização de lesões não palpáveis, especialmente no que se refere à rapidez, facilidade e eficácia. Esse método possibilita ainda a preservação de maior quantidade de tecido sadio entre a pele da mama e a lesão, assim como a centralização desta no setor mamário ressecado. Graças a isso, os resultados estéticos são mais favoráveis.

Os índices de eficácia em ensaios nos quais foi empregado apenas o método ROLL são significativos, variando de 94,6 a 100%.

Para as situações de pesquisa de linfonodo sentinela (LS) ou localização de lesão mamária concomitante à pesquisa de linfonodo sentinela (SNOLL) pode ser utilizado dextran marcado com Tc$^{99m}$ com injeção peritumoral guiada por métodos de imagem. Para apenas pesquisa de linfonodo sentinela, há relato de técnicas de injeção periareolar do radiofármaco, sem o auxílio de métodos de imagem.

No Setor de Mastologia da Disciplina de Ginecologia da Faculdade de Medicina da Universidade de São Paulo (FMUSP), recomenda-se a conduta descrita na Figura 7.1 na indicação de biópsias mamárias.

# Figura 7.1. Conduta na indicação de biópsias mamárias

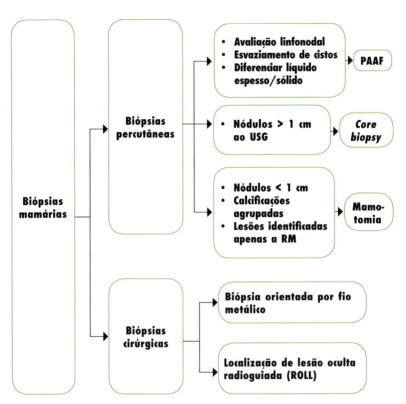

PAAF: punção aspirativa por agulha fina; RM: ressonância magnética; USG: ultrassonografia.

## Referências consultadas

Chesebro AL, Chikarmane SA, Ritner JA, Birdwell RL, Giess CS. Troubleshooting to overcome technical challenges in Image-guided breast biopsy. Radiographics. 2017;37(3):705-18.

Hayes MK. Update on Preoperative Breast Localization. Radiol Clin N Am. 2017;55:591-603.

Mahoney MC, Newell MS. Breast intervention: how I do it. Radiology. 2013;268:12-24.

Urban LABD, Schaefer MB, Duarte DL, Santos RP, Maranhão NMA, Kefalas AL et al. Recomendações do Colégio Brasileiro de Radiologia e Diagnóstico por Imagem, da Sociedade Brasileira de Mastologia e da Federação Brasileira das Associações de Ginecologia e Obstetrícia para o rastreamento do câncer de mama. Radiol Bras. 2017;50(4):244-9.

# Parte 2

## Lesões não proliferativas da mama

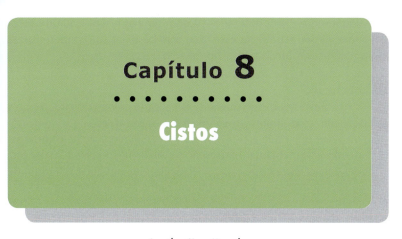

# Capítulo 8

## Cistos

Jonathan Yugo Maesaka
Carlos Alberto Ruiz

## Introdução

Cistos mamários são lesões não proliferativas, que consistem em estruturas preenchidas com líquidos que derivam de uma unidade lobular do ducto terminal. Na maior parte das vezes, é multifocal, podendo ser uni ou bilaterais, e raramente estão associados à malignidade. Estima-se que, durante toda a vida, uma mulher tem probabilidade de 7% de apresentar cistos mamários.

Em nosso meio, um centro de referência em doenças da mama apresentou 15% das queixas associadas ao diagnóstico de cisto mamário. Acomete, mais comumente, mulheres próximas dos 40 anos de idade, e na perimenopausa.

São descritos como fatores de risco para a ocorrência de cistos mamários a nuliparidade, a idade avançada no nascimento do primeiro filho a termo, a menopausa tardia e também mamas de menor volume.

Raramente, cistos mamários podem ser a apresentação do câncer de mama. Assim, estratificar esse risco com base nas suas características imaginológicas é fundamental no manejo desses casos.

## Diagnóstico

O diagnóstico de cisto mamário é realizado pelo exame físico e pela avaliação ultrassonográfica. Ao exame físico, o cisto apresenta-se como nódulo palpável, que pode apresentar aumento e diminuição de volume associados ao ciclo menstrual, bem como sensibilidade dolorosa à palpação. Pode ter consistência firme ou amolecida; porém, em geral, é facilmente distinguível do restante do parênquima mamário. É importante ressaltar que, apenas ao exame físico, pode ser difícil distinguir o cisto de outros nódulos mamários. Vem daí a importância da indicação do exame ultrassonográfico para fazer essa distinção entre sólido ou cístico.

Pela ultrassonografia, as estruturas císticas são classificadas principalmente em dois tipos:

1. Cistos simples: caracterizam-se por contornos regulares e conteúdo anecogênico, margens circunscritas, paredes finas e reforço acústico posterior característico. Possuem formato elipsoide, e são compressíveis pelo transdutor ultrassonográfico. Alguns cistos apresentam ecos internos finos e homogêneos, que são denominados cistos complicados.

2. Cistos complexos: são estruturas com ecos internos, conteúdo ecogênico, septações, paredes espessadas, às vezes irregulares, e ausência de reforço acústico posterior. Massas intracísticas também são consideradas cistos complexos, e identificadas com um nível maior de suspeição para neoplasias.

É fato sabido que a correlação entre exame físico, exame de imagem e punção aspirativa por agulha fina (PAAF) do cisto possui grande aplicação, possibilitando diagnóstico diferencial com a neoplasia maligna da mama. Em estudo prospectivo realizado com 102 mulheres acima dos 30 anos de idade com queixa de nódulo palpável, o teste tríplice, o qual foi considerado exame físico + ultrassonografia + PAAF, apresentou sensibilidade de 90% e especificidade de 100%. Essa técnica deve ser considerada quando diante de paciente com necessidade de diagnóstico citológico para cistos mamários.

## Tratamento

As dificuldades no manejo da paciente com cisto mamário residem na definição e diferenciação dos achados mais suspeitos e associados à malignidade. O fácil acesso e disponibilidade das biópsias percutâneas podem ser consideradas uma solução simples; porém, evitar uma biópsia desnecessária pode ser tão importante quanto detectar o câncer em um pequeno número de pacientes.

Diversos estudos buscam classificar o cisto mamário, visando associar determinados padrões à benignidade. No período entre 2002 e 2006, foram avaliadas 175 pacientes com cistos sintomáticos (palpáveis, dolorosos, associados à hiperemia cutânea ou descarga papilar). Estes foram divididos em seis grupos: 1) simples; 2) agrupados – com septo fino; 3) complicados (cistos com presença de ecos internos e homogêneos) foram todos histopatologicamente benignos; 4) cistos com parede ou septo espessado (espessura maior que 0,5 mm); ou 5) cistos mistos (com componente sólido-cístico, mas com predomínio do componente cístico) apresentaram 25,9% de associação com malignidade; 6) massas sólido-cístico complexas (predomínio do componente sólido) apresentaram 62% de associação com malignidade.

Em estudo realizado entre 2000 e 2006, analisando 151 pacientes submetidas à cirurgia por diagnóstico de cisto complexo (todos os cistos que não classificados como simples), a taxa de neoplasias malignas foi 13,9%. A crítica com relação ao estudo fica no fato de não haver distinção entre cistos complexos e complicados. Porém, o estudo corrobora a opinião de que todos os cistos complexos merecem estudo histopatológico para afastar malignidade.

Um levantamento realizado em 2005 buscou identificar características dos cistos complexos mais associadas à malignidade. Características de baixa suspeição, associadas a 0,3% de malignidade, foram cistos com ecos internos, sem paredes espessadas, septos finos (menores que < 2 mm), sem componentes sólidos. Os cistos complexos mais suspeitos (risco estimado de malignidade > 2%) foram aqueles com irregularidades na espessura das paredes, com septações espessas, lesões sólido-císticas ou com conteúdo sólido intracístico.

Em estudo conduzido em Campinas, pacientes com lesões predominantemente sólidas, de formato oval, margens circunscritas e maior eixo paralelo à pele com lesão cística no seu interior foram avaliadas quanto ao maior diâmetro da lesão cística. Os autores sugerem que lesões císticas maiores que 3 mm de diâmetro devem ser consideradas BI-RADS 4 e, portanto, serem biopsiadas.

Existe controvérsia na literatura com relação ao aumento de risco quanto à possibilidade de distinção de tipos de cistos, os quais teriam maior ou menor impacto com relação ao risco de neoplasias. Quando da análise do conteúdo do fluido intracístico, há a possibilidade de classificar o cisto em tipo I, cujo conteúdo assemelha-se ao conteúdo intracelular, apresentando razão Na/K menor que 3; ou tipo II, cujo conteúdo assemelha-se ao extracelular, apresentando razão Na/K maior que 3. Foram estudadas 1.374 pacientes, atendidas no período de 1981 a 1987. O seguimento foi realizado até 1995. A incidência de câncer de mama nessas pacientes foi 2,81 vezes maior que na população geral, podendo atingir incidência 5,94 vezes maior, nas pacientes abaixo dos 44 anos de idade. O risco era maior no primeiro ano após a aspiração do cisto, e decrescia progressivamente com o passar do tempo. A taxa de diagnóstico de câncer não se modificou em relação ao tipo de cisto (tipo I ou II). Porém, não há consenso quanto a associação de risco para câncer de mama e tipo do cisto.

No Setor de Mastologia da Disciplina de Ginecologia da Faculdade de Medicina da Universidade de São Paulo (FMUSP), recomenda-se a conduta na avaliação e abordagem dos cistos mamários descrita na Figura 8.1.

### Figura 8.1. Conduta na avaliação e abordagem dos cistos mamários

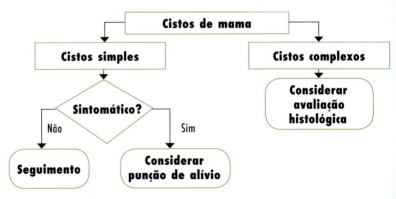

## Referências consultadas

Baracat EC, editor. Condutas em ginecologia baseada em evidências – protocolos assistenciais – clínica ginecológica – Hospital das Clínicas da FMUSP. São Paulo: Atheneu; 2016.

Chang YW, Kwon KH, Goo DE, Choi DL, Lee HK, Yang SB. Sonographic differentiation of benign and malignant cystic lesions of the breast. J Ultrasound Med. 2007;26(1):47-53.

Houssami N, Irwig L, Ung O. Review of complex breast cysts: implications for cancer detection and clinical practice. ANZ J Surg. 2005;75(12):1080-5.

Harris JR, Lippman ME, Morrow M, Osborne CK editors. Diseases of the Breast (Harris). 5. ed. Philadelphia: Wolters Kluwer Health; 2014.

Jales RM, Araujo KG, Sarian LO, Serra KP, Keppke H, Francisco J, Derchain SF. Cysts within Otherwise Probably Benign Solid Breast Masses and the Risk of Malignancy. Rev Bras Ginecol Obstet. 2016;38(4):170-6.

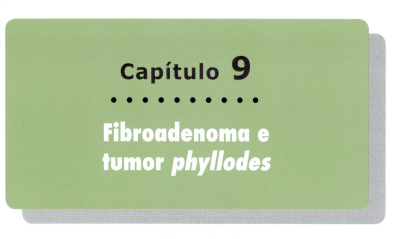

Jonathan Yugo Maesaka
Marcos Desidério Ricci
Carlos Alberto Ruiz
José Roberto Filassi

## Fibroadenoma
### Introdução

Fibroadenoma é o tumor benigno mais comum da mama. Acomete mulheres jovens na 2ª e 3ª décadas de vida, e, eventualmente, adolescentes. Em geral, não está associado a aumento de risco de câncer de mama. Clinicamente, apresenta-se como nódulo único ou múltiplo, de limites nítidos, arredondado ou lobulado, consistência firme, amplamente móvel, indolor e sem sinais flogísticos associados. Possui, na maioria das vezes, tamanho menor que 3 cm e seu crescimento é lento.

### Diagnóstico

Para avaliação da paciente com diagnóstico de nódulo mamário, sugere-se, inicialmente, a realização de exame físico e ultrassonografia.

Quando as características clínicas e ultrassonográficas denotam tratar-se de fibroadenoma, para certeza de exclusão de improvável neoplasia maligna, o emprego do teste tríplice pode ser de grande valia.

Trata-se de avaliação sistemática que associa ao exame físico e ao de imagem a punção aspirativa por agulha fina (PAAF) para análise citológica. Quando combinados, têm valor preditivo negativo de 99%.

## Tratamento

A conduta é, primariamente, expectante – seguimento para controle de nódulos sólidos com características morfológicas benignas. Para tanto, sugerimos interpretação correta e individualizada de cada caso, com atenção especial à opinião e adesão da paciente ao seguimento proposto. Diante da conduta expectante, em casos de crescimento excessivo do nódulo, a exérese deve ser indicada.

Como contrapartida, o emprego da conduta cirúrgica em casos selecionados é definitiva, encerrando a necessidade de seguimento normalmente em tumores com 2 cm ou mais. Cabe lembrar que, como todo procedimento cirúrgico, implica em riscos cirúrgicos (ainda que baixos) e questões estéticas. Além disso, fibroadenomas não palpáveis, que realmente não precisam de cirurgia, necessitam de procedimentos para localização pré-operatória ou auxílio de ultrassonografia intraoperatória que encareçam o processo. Sempre bom lembrar que esses tumores podem continuar aparecendo, principalmente quando diagnosticados em mulheres mais jovens.

## Tumor *phyllodes*

### Introdução

O tumor *phyllodes* (TP) é tumor de tipo fibroepitelial pouco frequente da mama, com grande diversidade de apresentações. Corresponde de 0,3 a 0,5% de todos tumores de mama. Abrange todas as faixas etárias, com relatos de pacientes abaixo de 10 e acima de 70 anos. Classifica-se o TP em três tipos: benigno, *borderline* e maligno, sendo que este último possui comportamento sarcomatoso, com crescimento local rápido e infiltrativo, podendo inclusive apresentar metástases a distância.

A classificação do TP em subtipos benigno, *borderline* ou maligno é realizada histologicamente, visando predizer o comportamento clínico. Utilizam-se quatro características: grau de atipia da célula estromal; atividade mitótica; presença de hiperproliferação estromal e margens infiltrativas.

## Diagnóstico

O crescimento rápido caracteriza clinicamente o TP. Ao exame físico, os TP possuem consistência firme, circunscrita, semelhante a dos fibroadenomas, podendo associar-se a abaulamento cutâneo e até ulceração de pele, se houver isquemia decorrente de compressão pela massa tumoral.

O diagnóstico diferencial para o subtipo benigno inclui o fibroadenoma juvenil e o fibroadenoma com celularidade estromal aumentada. Para o subtipo maligno, os principais diagnósticos diferenciais são o carcinoma metaplásico e o sarcoma primário de mama. A diferenciação entre TP e fibroadenoma não pode ser feita apenas com exames por imagem, necessitando de avaliação histológica.

Existe dificuldade na diferenciação entre TP e fibroadenoma com o uso da PAAF e da *core biopsy*. Estudos visando avaliar o uso da PAAF para distinção entre TP e fibroadenoma possuem resultados conflitantes. A *core biopsy* mostra maior capacidade para diagnóstico de TP, sendo a conduta indicada para diagnóstico do nosso serviço. Algumas vezes, o diagnóstico só pode ser feito com a ressecção da lesão.

## Tratamento

O princípio fundamental do tratamento do TP é a ressecção cirúrgica com margens livres, visando melhor controle local da doença. A recomendação é que seja realizada ressecção ampla, com margens de ao menos 1 cm. Os principais fatores de risco de recorrência local após o tratamento cirúrgico são margens cirúrgicas comprometidas e diâmetro do tumor maior que 10 cm.

Em pacientes com excisão inadequada de margens cirúrgicas, quando se tratando do TP benigno, pode-se adotar processo de vigilância pós-operatória como alternativa à reexcisão. Em estudo realizado com 216 pacientes operadas, apenas 8% das pacientes apresentaram recorrência local, quando apresentando margens comprometidas, e em estudo retrospectivo francês, publicado em 2016, a taxa de recidiva em pacientes com TP benigno ou *borderline* submetidas à exérese cirúrgica com margens comprometidas foi de 4%.

Os TP subtipo maligno possuem comportamento semelhante ao dos sarcomas de partes moles; assim sendo, não costumam apresentar metástases linfonodais. Dessa maneira, recomenda-se apenas a exérese de linfonodos caso haja suspeita clínica de acometimento, isto é, quando estão demasiadamente aumentados.

O emprego da radioterapia adjuvante nas pacientes com TP parece apresentar benefícios em pacientes do subtipo *bordeline* e maligno, com redução dos índices de recidiva local e aumento na sobrevida livre de doença; porém, devem ser reservadas a casos de pacientes que apresentam recidivas.

O uso de quimioterapia adjuvante não é bem estabelecido, apresentando grande controvérsia em relação a sua indicação e eficácia no TP. Grande parte das publicações são relatos de casos, e os resultados são divergentes, apresentando também diferentes combinações de quimioterápicos utilizados. Em estudo com 28 pacientes com diagnóstico de TP subtipo maligno, a quimioterapia adjuvante de doxorrubicina e dacarbazina não modificou a sobrevida global das pacientes.

No Setor de Mastologia da Disciplina de Ginecologia da Faculdade de Medicina da Universidade de São Paulo (FMUSP), recomenda-se a conduta na avaliação e tratamento do fibroadenoma descrita na Figura 9.1 e do tumor *phyllodes* na Figura 9.2.

**Figura 9.1. Conduta na avaliação e tratamento do fibroadenoma**

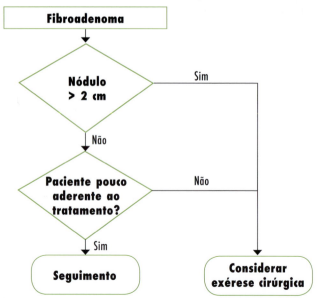

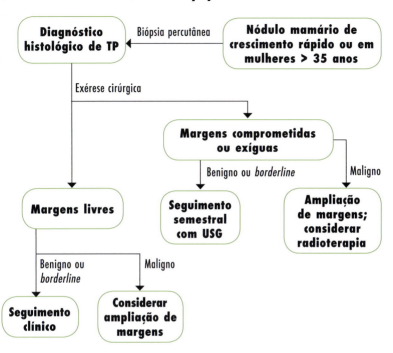

**Figura 9.2. Conduta na avaliação e tratamento do tumor *phyllodes***

TP: tumor *phyllodes*; USG: ultrassonografia.

## Referências consultadas

Baracat EC, editor. Condutas em ginecologia baseada em evidências – protocolos assistenciais – clínica ginecológica – Hospital das Clínicas da FMUSP. São Paulo: Atheneu; 2016.

Mansel RE, Webster DJT, Sweetland HM, editors. Benign disorders and diseases of the Breast. 3. ed. Philadelphia: Saunders; 2009.

Moutte A, Chopin N, Faure C, Beurrier F, Ho Quoc C, Guinaudeau F et al. Surgical management of benign and borderline phyllodes tumors of the breast. Breast J. 2016;22(5):547-52.

Wai CJ, Al-Mubarak G, Homer MJ, Goldkamp A, Samenfeld-Specht M, Lee Y et al. A modified triple test for palpable breast masses: the value of ultrasound and core needle biopsy. Ann Surg Oncol. 2013;20(3):850-5.

# Parte 3

# Lesões proliferativas da mama

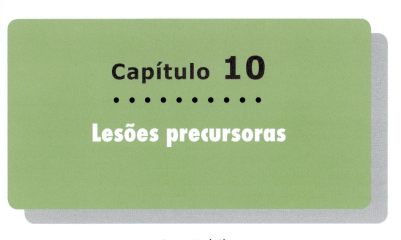

# Capítulo 10
## Lesões precursoras

Sergio Masili-Oku
Angela Francisca Trinconi da Cunha
José Roberto Filassi

## Introdução

Lesões precursoras e pré-invasivas da mama representam entidades heterogêneas com diversas questões associadas à definição, classificação, diagnóstico e manejo de pacientes. São definidas como lesões benignas em que algumas predispõem pacientes a um risco aumentado para o desenvolvimento de câncer de mama e classificadas basicamente em grupos de: lesões proliferativas sem atipia, atipia de células colunares, lesões proliferativas com atipia, e carcinomas *in situ* (Quadro 10.1).

## Lesões proliferativas sem atipias

### Hiperplasia ductal usual (moderada ou florida)

Proliferação intraductal epitelial com mais de quatro células epiteliais em profundidade. Normalmente é um achado incidental, não manifestando alterações mamográficas específicas (raros casos com microcalcificações), que pode ser observado em qualquer idade, mas a maioria dos casos se concentra entre 35 e 60 anos de idade. Na presença desse

**Quadro 10.1. Classificação das lesões precursoras**

Lesões proliferativas sem atipia
- hiperplasia ductal usual moderada ou florida
- papiloma intraductal
- adenose esclerosante
- cicatriz radiada (lesão esclerosante complexa)
- fibroadenoma/*phyllodes*
- fibroadenoma complexo

Lesões proliferativas com atipia
- hiperplasia ductal atípica (HDA)
- hiperplasia lobular atípica (HLA)

Atipia de células colunares ou atipia epitelial plana

Carcinoma ductal *in situ* (CDIS)

Carcinoma lobular *in situ* (CLIS)

*Fonte: Elaborado pelos autores.*

tipo de lesão, não se indica biópsia excisional. Embora não seja considerada uma lesão precursora, o seguimento por longo tempo de pacientes com hiperplasia ductal usual sugere um risco discretamente aumentado (RR de 1,5 a 2,0) para desenvolvimento de carcinoma invasivo.

## Papilomas intraductais

Podem ser divididos em duas categorias maiores: papilomas solitários (centrais) e papilomas múltiplos (periféricos).

Os papilomas intraductais centrais solitários são a causa mais comum de descarga papilar espontânea (64 a 88% das pacientes), serosa ou sanguinolenta, e usualmente não são palpáveis, acometendo mulheres entre a 4ª e a 5ª décadas de vida. Comparados com papilomas intraductais solitários, papilomas múltiplos periféricos tendem a ocorrer em pacientes mais jovens, são raramente associados a nódulo ou descarga papilar, à mamografia podem aparecer como calcificações periféricas e têm um risco maior (cerca de três vezes) para associação com HDA, CDIS ou carcinoma invasor. Na presença de papiloma periférico com atipia, o risco torna-se sete vezes maior.

Os papilomas podem estar contíguos a focos de carcinoma papilífero, que são raros (compreendendo apenas de 1 a 2% das neoplasias malignas da mama), ou adjacentes a carcinomas ductais invasivos.

Papilomas menores que 1 cm, sem atipias, e que foram completamente excisados na biópsia percutânea (mamotomia), podem dispensar tratamento cirúrgico. Porém, visto que a capacidade de distinção das lesões papilíferas, particularmente se múltiplas, quanto à natureza maligna, benigna ou atípica, pode ser limitada nos espécimes de biópsia de fragmento, essa análise deve ser feita pelo exame de toda a lesão por excisão cirúrgica.

## Adenose esclerosante

Adenose esclerosante é usualmente um achado incidental. É uma doença proliferativa benigna da mama sem atipia, que pode ser confundida com malignidade no exame clínico, radiológico e mesmo histopatológico. É encontrada principalmente em mulheres na perimenopausa, podendo estar associada a lesões como CDIS e carcinoma invasor.

Uma revisão cuidadosa de achados histopatológicos e de imagem é necessária após um diagnóstico de adenose esclerosante em *core biopsy*. Tal resultado não é aceitável para lesões com alta suspeição de malignidade, incluindo nódulos espiculados ou calcificações de distribuição segmentar ou linear, sendo necessária ampliação cirúrgica.

Adenose esclerosante é um diagnóstico suficiente em *core biopsy* de nódulos circunscritos e não palpáveis, como em mamotomia de calcificações puntiformes, amorfas e/ou pleomórficas, desde que haja uma boa amostragem dessas lesões.

## Cicatriz radiada (lesão esclerosante complexa)

O termo cicatriz radiada se refere a lesões menores que 1 cm, enquanto lesão esclerosante complexa é usada para descrever lesões maiores. Seu aspecto mamográfico suspeito deve-se à distorção arquitetural secundária ao processo de esclerose. Ocasionalmente, pode produzir uma massa palpável ao exame físico. Evidências indicam que lesão esclerosante complexa está associada a atipia e/ou malignidade e pode ser um fator de risco independente para o desenvolvimento de carcinoma em qualquer mama, embora o mecanismo exato de desenvolvimento não seja claro. Pode estar associada a malignidade em 10 a 30% dos casos.

A lesão maligna mais frequente em concomitância é o carcinoma tubular, e a apresentação radiológica da cicatriz radiada pode não diferir de outras lesões malignas.

Como pode haver dúvida quanto à exclusão de malignidade em cicatriz radiada/lesão esclerosante complexa, recomenda-se excisão cirúrgica quando diagnosticada em biópsias por fragmento.

## Fibroadenoma/*phyllodes*
Ver Capítulo 9.

## Fibroadenoma complexo

Representa um subtipo de fibroadenoma que possui pelo menos um dos seguintes fatores de complexidade: calcificações epiteliais, metaplasia apócrina papilar, adenose esclerosante e cistos maiores que 3 mm de diâmetro. Sua incidência pode variar de 15,7 a 23% dos casos de fibroadenomas. O risco de desenvolvimento de câncer é baixo; porém, é maior em pacientes com fibroadenoma complexo do que naquelas com fibroadenoma não complexo. A conduta é controversa, com alguns autores recomendando monitoramento por meio de mamografia e/ou ultrassonografia e outros sugerindo biópsia excisional.

# Lesões proliferativas com atipias

## Hiperplasia ductal atípica (HDA)

A importância do diagnóstico de HDA reside no aumento moderado do risco de carcinoma invasor de mama, que é cerca de 4 a 5 vezes maior que o da população em geral, sendo ainda maior para mulheres na pré-menopausa (seis vezes), o que é potencializado pela presença de antecedente pessoal (parente em primeiro grau com câncer de mama = 8 a 10 vezes). Pode-se encontrar uma taxa de subestimação após biópsia percutânea em média 20,6%, com presença de CDIS após a excisão cirúrgica.

Tem se tornado uma prática amplamente padronizada a recomendação de biópsia excisional quando uma biópsia por agulha grossa revela HDA, em razão do risco de subestimação, pois ainda não se sabe quais as características encontradas nas amostras de HDA que realmente representam risco aumentado de associação ao carcinoma *in situ* ou invasor.

## Atipia epitelial plana (AEP)

A AEP é uma entidade emergente, de significado clínico incerto. O risco de subestimação de carcinoma pode variar de 14 a 21% quando AEP é encontrada em biópsias de fragmento. Estudos retrospectivos têm mostrado uma alta associação de AEP com neoplasia lobular, CDIS de baixo grau e particularmente com carcinoma tubular.

A presença de AEP em um espécime de biópsia excisional deve ocasionar uma cuidadosa pesquisa por áreas de HDA ou CDIS, através de secções adicionais nos blocos contendo a lesão. Alguns casos de AEP podem progredir para carcinoma invasivo, mas não há dados epidemiológicos com a estimação desse risco. Assim, alguns autores recomendam exérese cirúrgica para AEP em biópsia por agulha grossa.

## Carcinoma ductal *in situ* (CDIS)

Ver Capítulo 12.

## Neoplasia lobular

Hiperplasia lobular atípica (HLA) e carcinoma lobular *in situ* (CLIS) da mama são usualmente um achado incidental em biópsias de mama realizadas por outras indicações e normalmente não expressam anormalidades na mamografia. A lesão é multicêntrica em cerca de 85% das pacientes e bilateral entre 30 e 67% das mulheres que foram tratadas por mastectomia bilateral. Na maioria dos casos, é diagnosticada entre 40 e 50 anos de idade, uma década mais cedo que o CDIS. Carca de 1/5 dos casos vai progredir para carcinoma invasor em um período de até 15 a 25 anos de seguimento. Pode aumentar entre 6,9 a 12 vezes o risco de carcinoma invasivo subsequente, que poderá ocorrer ipsilateral ou contralateral à neoplasia lobular, podendo ser ductal ou lobular invasivo. Tais lesões têm sido consideradas mais como indicadoras de risco do que como precursoras de carcinoma invasor.

A mastectomia bilateral profilática não deve ser conduta padrão, sendo indicada apenas nos casos de multifocalidade bilateral. Recomendações para tratamento variam de seguimento com mamografia regular a excisão cirúrgica.

A quimioprevenção é o tratamento de escolha nesses casos com tamoxifeno ou raloxifeno (ver Capítulo 9). A reexcisão em material de biópsia cirúrgica com margens comprometidas pela lesão não é necessária, com exceção para os casos que apresentam distensão acinar maciça ou na presença das variantes pleomórficas, em anel de sinete ou necrose na margem de ressecção.

No Setor de Mastologia da Disciplina de Ginecologia da Faculdade de Medicina da Universidade de São Paulo (FMUSP), recomenda-se a conduta na avaliação e abordagem das lesões precursoras exposta na Figura 10.1.

### Figura 10.1. Conduta na avaliação e abordagem das lesões precursoras

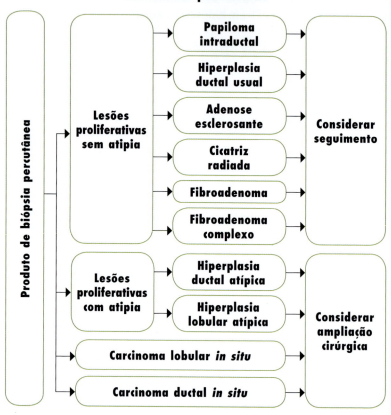

## Referências consultadas

Baracat EC, editor. Condutas em ginecologia baseada em evidências: protocolos assistenciais: clínica ginecológica: Hospital das Clínicas – FMUSP. São Paulo: Atheneu; 2016.

Lebeau A. Precancerous lesions of the breast. Breast Care. 2010;5(4):204-6.

National Comprehensive Cancer Network (NCCN). Breast cancer screening and diagnosis. Practice guidelines in oncology - v2. 2018. [on line]. [Acesso em 2018 jun]. Disponível em: www.nccn.org/professionals/physician_gls/pdf/breast-screening.pdf.

Taskin F, Koseoglu K, Unsal A, Ozbas S, Karaman C. Sclerosing adenosis of the breast: radiologic appearance and efficiency of core needle biopsy. Diagn Interv Radiol. 2011;17(4):311-6.

Ueng SH, Mezzetti T, Tavassoli FA. Papillary neoplasms of the breast. Arch Pathol Lab Med. 2009;133:893-907.

Zagouri F, Sergentanis TN, Zografos GC. Precursors and preinvasive lesions of the breast: the role of molecular prognostic markers in the diagnostic and therapeutic dilemma. World J Surg Oncol. 2007;5:57.

# Capítulo 11

## Identificação de risco e medidas preventivas para o câncer de mama: manejo clínico e medicamentoso das pacientes de alto risco

Mila Meneguelli Miranda Zambone
Angela Francisca Trinconi da Cunha
Sergio Masili-Oku
José Roberto Filassi

## Introdução

A maior parte dos casos de câncer de mama (75 a 80%) acometeu mulheres sem história familiar para a doença, 10 a 15% dos casos possuem história familiar positiva, e em torno de 10% dos tumores são considerados hereditários (ligados a alguma mutação genética herdada).

A prevenção efetiva do câncer de mama está diretamente relacionada com a identificação de pacientes de alto risco, baseando-se em fatores de risco conhecidos, como obesidade, álcool, mamas densas, irradiação do tórax antes dos 30 anos de idade e história familiar significativa, além da presença de biomarcadores específicos, como mutações nos genes *BRCA 1/2*, *TP53*, *PTEN*, *STK11* e *CDH1*.

Na prática clínica, costuma-se utilizar modelos de cálculo para determinar os grupos de maior risco, que incluem o Gail, Tyrer-Cuzick, BRCAPro, Claus e BOADICEA. Cada um desses modelos foi desenvolvido para estratificar a população em categorias e predizer o risco de câncer de mama para permitir a identificação de grupos que poderiam se beneficiar com terapias preventivas.

O manejo clínico das pacientes de alto risco deve ser feito de maneira individualizada e possui recomendações especiais em relação às pacientes de risco habitual, desde o rastreamento até a realização de medidas preventivas, como quimioprevenção e cirurgias profiláticas.

## Identificação das pacientes de alto risco
### Alto risco familiar e hereditário

O primeiro passo na avaliação é uma investigação ampla da história pessoal e familiar da paciente, principalmente com relação a câncer de mama e ovário, mas também deve ser dada atenção para casos repetidos de outros tipos de câncer, tais como trato gastrointestinal, pâncreas e próstata.

As síndromes genéticas mais relacionadas com câncer de mama são: síndrome hereditária de câncer mama e ovário (*BRCA 1/2*), Li-Fraumeni (*TP53*), Peutz-Jeghers (*STK11*), Cowden (*PTEN*) e câncer gástrico difuso hereditário (*CDH1*), listadas no Quadro 11.1.

### Outros fatores de risco

Para as mulheres que não são consideradas de alto risco pela história familiar, outros critérios devem ser investigados para caracterização do alto risco, como sexo feminino, idade e etnia. Há grupos étnicos que conhecidamente estão associados a maior incidência de mutações no gene *BRCA 1/2*, principalmente os judeus Ashkenazi.

Outros fatores, como nuliparidade, menarca e/ou menopausa tardias, uso de terapia de reposição hormonal de longa duração, massa corpórea aumentada, ganho de peso na pós-menopausa e consumo de bebidas alcoólicas, também conferem aumento de risco para o câncer de mama. Outro fator relevante é o antecedente de biópsias mamárias com lesões de alto risco histológico, principalmente as hiperplasias atípicas e carcinoma lobular *in situ*.

A radioterapia no tórax também é um fator de risco independente para o aumento do risco de câncer da mama, principalmente se antes dos 30 anos de idade. Estudos mostram que mulheres tratadas por linfoma de Hodgkin que receberam irradiação do tórax apresentam um risco absoluto de desenvolver câncer de mama semelhante aos casos de mutações do *BRCA*.

## Quadro 11.1. Síndromes genéticas

### BRCA 1

- Herança autossômica dominante
- Cromossomo 17, posição 21
- *Lifetime risk*: CA de mama: 65%; CA de ovário: 27-45%
- CA de mama em homem, CA de testículo, CA de pâncreas, CA de colo e endométrio

### BRCA 2

- Herança autossômica dominante
- Cromossomo 13
- *Lifetime risk*: CA de mama: 45-84%; CA de ovário: 10-20%, CA de mama em homem: 6%
- CA de pâncreas, CA de estômago, CA de vias biliares, melanoma maligno

### Li-Fraumeni

- Herança autossômica dominante
- Gene supressor tumoral p53, cromossomo 17
- Risco de CA: 50% aos 30 anos de idade e 90% aos 70 anos de idade
- CA de mama, sarcoma, tumores do sistema nervoso central, leucemia e carcinoma adrenocortical

### Cowden

- Autossômico dominante
- 80% tem mutação do gene *PTEN*, cromossomo 10
- CA de mama, macrocefalia, nódulos de pele e mucosas, CA folicular de tireoide e CA de endométrio

### CA gástrico difuso

- Mutação do gene *CDH1* (e-caderina), contribui para progressão e invasão
- Cromossomo 16
- CA gástrico, CA de mama lobular

### Peutz-Jeghers

- Autossômico dominante
- Mutação *STK11*, cromossomo 19
- Hamartomas, risco aumentado para CA de mama, CA de trato gastrointestinal, útero e gônadas

CA: câncer.
Fonte: Elaborado pelos autores.

O aumento na densidade mamária também é um fator a ser considerado, visto que mulheres com mamas densas principalmente na pós-menopausa, têm risco aumentado para o desenvolvimento de câncer de mama, com risco relativo que varia de 4,5 a 5,3 na literatura.

Para mulheres sem história familiar bem estabelecida, os modelos de Gail e Tyrer-Cuzick são os mais utilizados para predizer o risco. Dados sugerem que o Gail pode superestimar o risco em pacientes jovens e subestimar o risco em pacientes acima de 59 anos de idade.

Alguns estudos compararam a eficácia desses modelos de risco em populações de alto e baixo risco e o modelo de Tyrer-Cuzick foi o que apresentou menor risco de subestimação para ambos os grupos.

As mulheres são consideradas de alto risco quando têm risco em cinco anos superior a 1,7% (pelo modelo de Gail, que corresponde ao risco de uma mulher saudável aos 60 anos de idade) ou risco vitalício maior ou igual 20% (RR > 2,5). Considera-se normal o risco quantificado até 14%, sendo definido como risco moderado quando entre 15 e 20% (RR 1,6 a 2,5).

Em resumo, deve-se considerar de alto risco estas três situações:

1. Portadores de mutações em genes relacionados com o câncer de mama ou não testados, mas com história sugestiva de câncer hereditário.
2. Biópsias mamárias com diagnóstico de atipias, como hiperplasias ductais e lobulares, incluindo o carcinoma lobular *in situ* (CLIS).
3. Irradiação do tórax, principalmente antes dos 30 anos de idade.

Nesses casos, podem ser discutidas e indicadas intervenções redutoras de risco; nos demais casos, costuma-se manter vigilância específica e orientações.

## Quando pesquisar mutações *BRCA 1/2*

No Brasil, segundo a regulamentação da Agência Nacional de Saúde Suplementar (ANS) de 2016, a cobertura para pesquisa de testes genéticos deve ocorrer de acordo com os critérios a seguir.

A paciente a ser testada tem que ter diagnóstico de câncer atual ou anterior de câncer de mama:
- » Abaixo de 35 anos de idade, todas devem ser testadas.
- » Abaixo de 50 anos de idade com:
  - – Um segundo câncer primário de mama.
  - – Um familiar de 1°, 2° ou 3° grau com câncer de mama ou ovário;
- » Qualquer paciente com câncer de mama triplo negativo abaixo dos 60 anos de idade.
- » Diagnóstico de câncer de mama em qualquer idade e:
  - – Um familiar com câncer de mama abaixo dos 50 anos de idade.
  - – Um familiar do sexo masculino com câncer de mama.
  - – Um familiar com câncer de ovário.
  - – Dois familiares com câncer de mama em qualquer idade (da mesma família).
  - – Dois familiares com câncer de pâncreas ou próstata (Gleason > 7) em qualquer idade.
  - – Tumor de mama bilateral.
- » Câncer de ovário em qualquer idade.
- » Homem com câncer de mama em qualquer idade.
- » Câncer de pâncreas em qualquer idade, mais dois familiares com câncer de mama, pâncreas, próstata ou ovário.
- » Judeus Ashkenazi com câncer de mama ou ovário ou pâncreas, mais outro tumor da síndrome.
- » Estrutura familiar limitada.
- » Pacientes sem câncer de mama que têm familiares com mutação conhecida.

## Pesquisas de painel de mutações

De acordo com a American Society of Clinical Oncology (ASCO), o teste genético pode ser oferecido quando:
- » Há história pessoal ou familiar sugestiva de risco hereditário.
- » O teste genético pode ser adequadamente interpretado.
- » O resultado poderá ajudar no diagnóstico ou influenciará no controle clínico ou cirúrgico da paciente e familiares.

Quando indicado, o teste deve ser realizado no parente afetado pelo câncer de mama e/ou ovário com maior probabilidade de portar mutações (jovem, câncer bilateral, câncer de ovário e tumores de perfil mais agressivos de mama). Caso alguma mutação deletéria seja identificada nos genes pesquisados, o teste é oferecido para os demais parentes não afetados.

## Possíveis resultados para os testes genéticos

### Negativo

Quando nenhuma mutação é identificada.

### Positivo

» Mutação deletéria ou patogênica: quando a mutação identificada está associada a aumento no risco de câncer.
» Mutação sem significado clínico: mutação é identificada; porém, não se relaciona com o câncer.
» Mutação de significado clínico incerto: mutação identificada; porém, seu significado clínico é desconhecido até o momento do teste.

De acordo com o Instituto Nacional de Câncer (Inca), as prevalências estimadas para portadores de mutações em *BRCA1/2* são respectivamente, 0,11 e 0,12% na população geral e entre 12,8 e 16% em famílias de alto risco com três ou mais casos de câncer de mama ou ovário.

No Brasil, onde não há disponibilidade de testagem genética pelo Sistema Único de Saúde (SUS), a seleção de pacientes para medidas redutoras de risco pode ser feita por meio de calculadoras de risco, principalmente Tyrer-Cuzick e BOADICEA, ou com base em história clínica rigorosa e sugestiva de câncer hereditário.

Esses recursos quantificam o risco para câncer de mama e para mutação de *BRCA 1/2*. Quando observados valores sugestivos de alto risco para mutação, ainda que não dispondo do teste genético, pode-se expor para a paciente os riscos e a possibilidade de medidas redutoras de risco, esclarecendo todos e quaisquer questionamentos da paciente e familiares, havendo o suporte integral por uma equipe multiprofissional preparada para o atendimento da família de alto risco.

# Recomendações para rastreamento diferenciado em pacientes de alto risco

## Risco vitalício (lifetime risk) > 20%

Iniciar seguimento aos 30 anos de idade com exame físico com intervalo de 6 a 12 meses, mamografia anual e considerar ressonância magnética anual.

## História pessoal de radioterapia do tórax antes dos 30 anos de idade

Iniciar 8 a 10 anos após a radioterapia ou com 40 anos de idade, o que for mais precoce: exame físico com intervalo de 6 a 12 meses, mamografia anual e ressonância magnética anual.

## História familiar sugestiva de mutação BRCA 1/2 ou mutação conhecida

Iniciar seguimento aos 25 anos de idade, com exame físico com intervalo de 6 a 12 meses, mamografia anual e ressonância magnética anual.

# Quimioprevenção

Medicamentos antiestrogênicos são altamente efetivos no tratamento do câncer de mama e trabalhos já bem estabelecidos mostram redução na incidência de segundo câncer primário em pacientes com câncer de mama inicial. Esses estudos estimularam pesquisas com uso de moduladores seletivos dos receptores de estrogênio (SERMs) e inibidores de aromatase para prevenção primária de câncer de mama em pacientes de alto risco.

O estudo NSABP-P1 (2005) foi o primeiro estudo randomizado sobre o uso de tamoxifeno para prevenção primária de câncer de mama. Foram randomizadas 13.338 mulheres entre 35 e 59 anos, com alto risco (risco em 5 anos > 1,7%) ou história prévia de CLIS, para fazer uso de tamoxifeno (20 mg por dia) ou placebo por cinco anos.

Os resultados mostraram uma redução no risco de desenvolver câncer de mama de 43% em sete anos de *follow-up*; a redução de risco foi significante em todos os grupos.

A redução do risco absoluto foi de 3,3 casos a cada 1.000 pacientes, a redução mais significativa foi observada nas pacientes com hiperplasia atípica, que no seguimento de sete anos tiveram diminuição na incidência de 75% RR: 0,25 (95% CI, 0,10-0,52).

Não houve diferença na sobrevida global entre os grupos, sendo 2,17 mortes por mil pacientes no grupo do tamoxifeno versus 2,71 no grupo placebo RR: 0,81 (95% CI, 0,56-1,43).

Foi observada maior incidência de efeitos colaterais apenas no grupo de pacientes com mais de 50 anos de idade, sendo os mais significativos: a incidência de tromboembolismo pulmonar RR: 3,19 (95% CI, 1,12-11,15) e maior incidência de câncer de endométrio RR 4,01 (95%, CI 1,7-109).

Outro estudo semelhante é o IBIS-I, que tem recente publicação de 2015 com os resultados do seguimento de 20 anos. Nesse estudo, pacientes de alto risco entre 35 e 70 anos de idade, também foram randomizadas para receber tamoxifeno (20 mg/dia) ou placebo por cinco anos. Houve redução significativa na incidência de câncer RR: 0,72 (95%, CI 0,59-0,82); porém, mais importante no grupo do CDIS RR: 0,55.

Como o estudo anterior, não mostrou impacto na mortalidade e, com relação aos efeitos colaterais, também foram observadas maiores incidências de trombose venosa profunda (TVP) e de câncer de endométrio.

Para avaliar a possibilidade de uso de inibidores de aromatase em quimioprevenção, foi realizado, em 2011, o estudo MAP-3, que randomizou 4.560 pacientes de alto risco para receber exemestano (25 mg) ou placebo com seguimento de três anos. Foi observada redução significativa da incidência de todos os tipos de câncer de mama no grupo do exemestano (HR: 0,47), sendo mais importante no grupo do carcinoma invasivo HR: 0,35 (95%, CI 0,18-0,70). O grupo que fez uso de exemestano apresentou mais efeitos colaterais relacionados com as queixas de trofismo vaginal e sintomas vasomotores.

Um outro estudo que utilizou de inibidores de aromatase foi o IBIS-II, publicado em 2014. Foram randomizadas 3.864 pacientes para receber anastrozol (1 mg) ou placebo durante cinco anos. Houve redução significativa da incidência de câncer de mama no grupo que usou o anastrozol (HR: 0,47), sendo mais importante para prevenção de tumores de alto grau (HR: 0,35). Porém, o grupo do anastrozol apresentou maior taxa de efeitos colaterais, principalmente relacionados com sintomas vasomotores.

## Indicações

O tamoxifeno 20 mg/dia é uma opção para redução do risco de câncer de mama em pacientes saudáveis, na pré e pós-menopausa, com mais de 35 anos de idade, com expectativa de vida maior que 10 anos e definidas como de alto risco para câncer de mama (*lifetime risk* > 20% ou risco em cinco anos ≥ 1,7%). É o medicamento mais indicado nas portadoras de lesões com atipias. (categoria 1 pelo National Comprehensive Cancer Network – NCCN, 2017).

Estudos realizados com coortes de paciente com mutação em *BRCA 1/2*, sugerem benefício no grupo de *BRCA 2* e sem benefício no grupo *BRCA 1*. Porém, os resultados não são estatisticamente significantes e os intervalos de confiança muito largos em razão do pequeno número de pacientes. Nesses casos, pode ser usado enquanto não se tomar outras medidas redutoras de risco.

O exemestano 25 mg/dia e o anastrozol 1 mg/dia são opções que têm benefício na prevenção primária do câncer de mama na pós-menopausa, como já visto anteriormente; porém, pioram significativamente a qualidade de vida da mulher saudável e não foram aprovadas pelo Food and Drug Administration (FDA), até o momento, para prevenção.

No caso de portadoras de mutação *BRCA 1/2*, o uso de contraceptivos orais reduz o risco de câncer de ovário em 45 a 50% na mutação *BRCA 1* e em 60% no *BRCA 2*. No entanto, alguns estudos têm sugerido um discreto aumento no risco de câncer de mama nessas pacientes. Duas metanálises concluíram que o uso de contraceptivos orais não está associado de maneira significativa com o aumento de risco de câncer de mama em mulheres com mutação *BRCA 1/2*. Assim, a recomendação para o uso de contraceptivos não é contraindicada e deve ser individualizada, novos estudos publicados em 2017 confirmam essas indicações.

## Cirurgias redutoras de risco

Análises retrospectivas sobre mastectomia total bilateral redutora de risco têm mostrado uma redução do risco de câncer de mama próximo a 90% em mulheres de moderado ou alto risco e nas portadoras de mutação *BRCA 1/2*.

Uma metanálise publicada em 2015 demonstrou redução significativa na incidência de câncer bilateral em pacientes portadoras de mutações deletérias em *BRCA 1/2* que foram submetidas à cirurgia redutora de risco (HR: 0,07, 95%, CI 0,01-0,44, p = 0,004).

O NCCN recomenda a mastectomia redutora de risco (RRM) para casos criteriosamente selecionados de mulheres de alto risco, que desejam a intervenção.

A avaliação axilar não deve ser realizada de rotina, principalmente com ressonância magnética normal prévia ao procedimento, pois a probabilidade de existir tumor não diagnosticado é desprezível.

A salpingo-oforectomia bilateral redutora de risco para portadoras de mutação *BRCA 1/2* reduz o risco para câncer de mama em aproximadamente 50%, quando realizada na pré-menopausa.

Uma metanálise recentemente publicada mostrou diminuição significativa do risco de câncer de ovário após salpingo-oforectomia bilateral em pacientes portadoras de mutação (RR: 0,19, 95% CI 0,13-0,27), assim como redução na mortalidade, tanto por causa específica de câncer de mama (HR 0,44) quanto por causa específica de câncer de ovário (HR 0,21). A salpingo-oforectomia redutora de risco deve ser oferecida como opção à mastectomia para as portadoras de mutação, pois o câncer de ovário tem a mortalidade extremamente alta e os exames de rastreamento, como ultrassonografia pélvica ou transvaginal e o CA 125, infelizmente têm acurácia baixa, por isso não são suficientes para prevenção. Deve ser realizada, preferencialmente, entre 35 e 40 anos de idade, após prole constituída.

Outras indicações possíveis para cirurgias profiláticas são:
» Mulheres não testadas com história familiar sugestiva de câncer hereditário.
» Portadoras de mutações não BRCA relacionadas com alto risco para câncer de mama.
» CLIS multifocal bilateral.
» Mamas extremamente densas e volumosas.

Indicações inaceitáveis:
» Intervenção primária em atipias.
» Mamas extremamente densas de pequeno e médio volume.

## Modificações de estilo de vida

Alguns hábitos de vida estão relacionados com elevação do risco para câncer de mama. Estudos recentes estimam que a mudança de estilo de vida pode prevenir de 25 a 30% dos casos de câncer de mama.

Hábitos de vida saudáveis devem ser recomendados para todas as pacientes e, mais ainda, devem ser estimulados a cada consulta para as pacientes de alto risco, tais como a diminuição do consumo de álcool, principalmente antes dos 30 anos de idade, prática de exercícios físicos regulares (150 minutos/semana), dieta com baixa ingestão de gorduras e evitar o ganho de peso. Muitos estudos já demostraram que a ingestão moderada de álcool (uma ou duas doses diariamente) está associado ao aumento do risco para câncer de mama.

Com relação ao peso, dados do Nurse's Health Study, publicados recentemente, mostram que o ganho de 25 quilos ou mais, desde os 18 anos de idade, representa aumento significativo no risco para desenvolvimento de câncer de mama (RR 1,45, 95% CI 1,27-1,66). Assim como a perda de peso de 10 quilos ou mais em mulheres que não fizeram uso de terapia hormonal, diminui o risco para câncer de mama, se comparado com as mulheres que mantiveram o peso na pós-menopausa (RR 0,43, 95% CI 0,21-0,86).

Estudos epidemiológicos sugerem que a suplementação de vitamina D pode ter relação com a diminuição do risco para câncer de mama.

Por fim, ter hábitos de vida saudáveis, consultas regulares e seguimento apropriado são essências para todas as pacientes, mais ainda para esse grupo de alto risco para o desenvolvimento do câncer de mama.

No Setor de Mastologia da Disciplina de Ginecologia da Faculdade de Medicina da Universidade de São Paulo (FMUSP), recomenda-se a conduta na abordagem da paciente de alto risco para câncer de mama abordada no fluxograma da Figura 11.1.

**Figura 11.1. Conduta na abordagem da paciente de alto risco para câncer de mama**

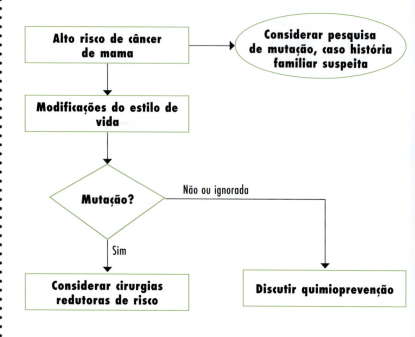

---

Referências consultadas

Coopey SB, Mazzola E, Buckley JM, Sharko J, Belli AK, Kim EM et al. The role of chemoprevention in modifying the risk of breast cancer in women with atypical breast lesions. Breast Cancer Res Treat. 2012;136:627-33.

Cuzick J, Sestak I, Cawthorn S, Hamed H, Holli K, Howell A et al. Tamoxifen for prevention of breast cancer: extended long-term follow-up of the IBIS-I breast cancer prevention trial. Lancet Oncol. 2015;16:67-75.

Land SR, Wickerham DL, Costantino JP, Ritter MW, Vogel VG, Lee M et al. Patient-reported symptoms and quality of life during treatment with tamoxifen or raloxifene for breast cancer prevention: the NSABP Study of Tamoxifen and Raloxifene (STAR) P-2 trial. JAMA. 2006;295:2742-51.

NCCN Guidelines Index Breast Risk Reduction TOC Discussion MS-17/NCCN Guidelines Version 1. 2016 Breast Cancer Risk Reduction.

Siegel R, Ma J, Zou Z, Jemal A. Cancer statistics, 2014. CA Cancer J Clin. 2014;64:9-29.

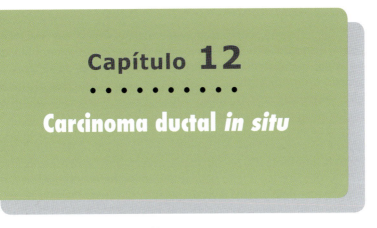

# Capítulo 12

## Carcinoma ductal *in situ*

Yedda Nunes Reis
Marcos Desidério Ricci
José Roberto Filassi

## Introdução

O carcinoma ductal *in situ* (CDIS) é definido como proliferação epitelial neoplásica intraductal, constituída por células de padrão ductal que assumem diversos tipos de arranjo e apresentam graus variáveis de atipias, sem sinais de rotura da membrana basal ao exame histológico. A diferença entre o CDIS e o carcinoma invasivo de mama está no fato de no CDIS há limitação das células malignas no interior dos ductos, sem ultrapassar a membrana basal, enquanto no carcinoma invasivo essas células invadem a parede do ducto e atingem o estroma, rico em vasos sanguíneos e linfáticos.

O CDIS pode, em algum momento, evoluir para o carcinoma invasivo, embora as estimativas de tal ocorrência sejam amplamente variáveis (14 a 46%). A incidência de CDIS aumentou com o rastreamento mamográfico e, atualmente, cerca de 80% dos casos são diagnosticados somente pela mamografia, sob a forma de microcalcificações agrupadas. Nem sempre a lesão é visibilizada ao ultrassom, ou nódulo palpável ao exame clínico das mamas.

## Diagnóstico

Clinicamente, não existem manifestações específicas relacionadas com o diagnóstico de CDIS e a maioria das pacientes apresenta exame físico das mamas normal. A suspeita do CDIS se faz geralmente pelo achado de microcalcificações agrupadas com características morfológicas suspeitas à mamografia. Outros achados menos comuns, incluem nódulos ou distorções arquiteturais.

O papel da ressonância magnética no contexto do CDIS ainda não está bem estabelecido e, atualmente, seu uso rotineiro não é indicado. O método apresenta alta sensibilidade; porém, com baixa especificidade.

O diagnóstico é feito pela obtenção de material histológico, mais comumente pela biópsia a vácuo guiada por estereotaxia ou ressonância magnética (mamotomia). Outras possibilidades são a biópsia por agulha grossa guiada pelo ultrassom ou a biópsia excisional cirúrgica (ROLL, ou biópsia fio guiada)

## Tratamento cirúrgico

Pacientes com diagnóstico de CDIS são localmente tratadas por cirurgia conservadora de mama, geralmente seguida de radioterapia, ou mastectomia. A decisão entre as duas opções cirúrgicas deve basear-se na proporção do tamanho da lesão *versus* tamanho da mama, obtenção de margens livres, resultado estético final e, também, após os devidos esclarecimentos, a preferência da paciente.

Nas pacientes submetidas à cirurgia conservadora, a abordagem cirúrgica é semelhante a dos carcinomas invasores e recomenda-se radiografia do espécime cirúrgico para documentar a retirada das microcalcificações. A margem cirúrgica mínima atualmente recomendada é de 2 mm do tumor. As lesões não palpáveis são previamente localizadas por fio-guia metálico ou injeção da radiofármaco e *gamma-probe* intraoperatório (ROLL). Não está indicada a biópsia do linfonodo sentinela (LS). São questionáveis na literatura médica a biópsia do LS nas candidatas à cirurgia conservadora com lesões maiores que 4 cm, lesões de alto grau nuclear, e comedonecrose.

Quando indicada a mastectomia, a preservação de pele costuma ser a opção principal, podendo também ser realizada a mastectomia simples. A preservação do complexo areolopapilar nas pacientes submetidas à mastectomia pode ser considerada, quando as lesões forem distantes pelo menos 2 cm da papila. Essa análise pode ser planejada no pré-operatório pela ressonância magnética e mamografia e/ou constatar que a margem areolar está seguramente livre no exame anatomopatológico intraoperatório. A biópsia do LS deve ser indicada nas pacientes candidatas à mastectomia, pois se houver área de invasão ou microinvasão não existe mais condições pós-cirúrgicas para biópsia do LS.

A reconstrução mamária pode ser oferecida como opção às pacientes submetidas ao tratamento cirúrgico, desde que não haja contraindicações anatômicas ou clínicas.

O objetivo de tratamento do CDIS é prevenir o carcinoma invasor. Os fatores relacionados com o aumento no risco de recorrência local após o tratamento conservador são:

» Idade (≤ 40 anos).
» Lesão palpável (nodular).
» Grau nuclear III.
» Presença de comedonecrose.
» Padrão histológico micropapilar, sólido e papilífero.
» Margens cirúrgicas de ressecção acometidas por neoplasia.

## Radioterapia

A radioterapia (RT) da mama é o tratamento padrão naquelas pacientes submetidas à cirurgia conservadora. A radioterapia após a cirurgia conservadora reduz em até 50% o risco de recidivas invasivas e não invasivas, se comparada à excisão cirúrgica isoladamente.

Pacientes com lesões pequenas, focal, CDIS de baixo grau, margens cirúrgicas amplas, podem ser submetidas à ressecção cirúrgica sem subsequente irradiação, apesar de não ser o tratamento padrão de referência. Os dados sobre o manejo de lesões com essas características são conflitantes, e a recomendação da radioterapia mamária pode ser individualizada, levando em consideração inclusive comorbidades, idade e preferência da paciente. Algumas estratégias foram desenvolvidas para tentar selecionar essas pacientes, como o índice prognóstico de Van Nuys e o Oncotype DX Breast DCIS Score; porém, até o momento, a RT é a regra.

## Terapia endócrina

Foi demonstrado que o citrato de tamoxifeno, na dose de 20 mg/dia por cinco anos, reduz o risco, em curto prazo, da recidiva local em pacientes com CDIS tratadas com excisão e radioterapia. Também demonstrou eficácia na redução do risco de câncer de mama contralateral. O potencial benefício do tamoxifeno deve ser considerado nas pacientes com fatores de risco conhecidos para o desenvolvimento de fenômenos tromboembólicos. Atualmente, o tamoxifeno é indicado quando o exame imuno-histoquímico revelar receptores hormonais (estrogênio e/ou progesterona) positivo(s).

Os inibidores de aromatase são uma alternativa em pacientes com CDIS na pós-menopausa. Todavia, os efeitos colaterais, como risco de fraturas, perda de massa óssea, dores articulares e piora na qualidade de vida devem ser ponderados pelo profissional e com as pacientes.

A terapia endócrina não está indicada em pacientes submetidas à mastectomia bilateral com o diagnóstico exclusivo de CDIS e deve ser discutida individualmente, caso a caso, quando a cirurgia realizada for preservadora de pele ou complexo areolopapilar.

## Seguimento oncológico

Nas pacientes submetidas à mastectomia, o seguimento inclui o exame físico da mama contralateral a cada seis meses, juntamente com a mamografia anualmente. Pacientes tratadas com cirurgia conservadora, o seguimento inclui o exame físico semestral e a mamografia bilateral anualmente.

No Setor de Mastologia da Disciplina de Ginecologia da Faculdade de Medicina da Universidade de São Paulo (FMUSP), recomenda-se a conduta na avaliação e tratamento do carcinoma ductal *in situ* exposta na Figura 12.1.

**Figura 12.1. Conduta na avaliação e tratamento do carcinoma ductal *in situ***

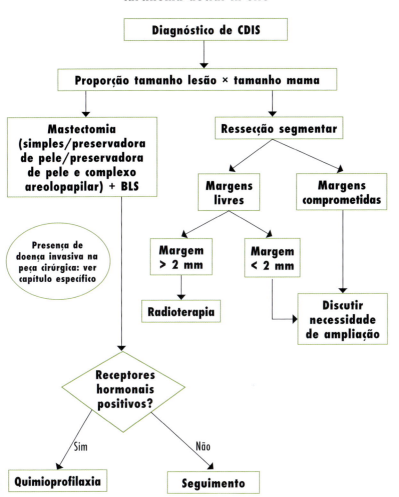

CDIS: carcinoma ductal *in situ*; BLS: biópsia de linfonodo sentinela.

## Leituras recomendadas

Early Breast Cancer Trialists' Collaborative Group, Correa C, McGale P, Taylor C, Wang Y, Clarke M, et al. Overview of the randomized trials of radiotherapy in ductal carcinoma in situ of the breast. J Natl Cancer Inst Monogr. 2010;2010(41):162-77.

Margolese RG, Cecchini RS, Julian TB, Ganz PA, Costantino JP, Vallow LA et al. Anastrozole versus tamoxifen in postmenopausal women with ductal carcinoma in situ undergoing lumpectomy plus radiotherapy (NSABP B-35): a randomised, double-blind, phase 3 clinical trial. Lancet. 2016;387(10021):849-56.

Morrow M, Van Zee KJ, Solin LJ, Houssami N, Chavez-MacGregor M, Harris JR et al. Society of Surgical Oncology-American Society for Radiation Oncology-American Society of Clinical Oncology Consensus Guideline on Margins for Breast-Conserving Surgery With Whole-Breast Irradiation in Ductal Carcinoma In Situ. J Clin Oncol. 2016;34(33):4040-6.

Narod SA, Iqbal J, Giannakeas V, Sopik V, Sun P. Breast cancer mortality after a diagnosis of ductal carcinoma in situ. JAMA Oncol. 2015;1(7):888-96.

Wapnir IL, Dignam JJ, Fisher B, Mamounas EP, Anderson SJ, Julian TB et al. Long-term outcomes of invasive ipsilateral breast tumor recurrences after lumpectomy in NSABP B-17 and B-24 randomized clinical trials for DCIS. J Natl Cancer Inst. 2011;103(6):478-88.

# Parte 4

**Câncer de mama**

## Parte 2

### Câncer de mama

# Capítulo 13

## Classificação histológica do câncer de mama

Juliana Pierobon Gomes da Cunha
Jonathan Yugo Maesaka
Fernando Nalesso Aguiar

## Introdução e epidemiologia

O câncer de mama corresponde ao tipo mais frequente de neoplasia na mulher, seja mundialmente ou no Brasil, com uma estimativa, em 2018, de cerca de 60 mil novos casos, segundo o Instituto Nacional de Câncer (Inca).

Assim como a maioria dos tumores epiteliais, sua incidência cresce rapidamente com o aumento da idade do paciente. Sua etiologia é multifatorial, compreendendo fatores relacionados com a vida reprodutiva, hormonais, genéticos, dieta e estilo de vida. Com relação ao prognóstico, as taxas de sobrevida e sobrevida livre de doença são excelentes nos casos de diagnóstico em estádios iniciais.

## Patologia no câncer de mama e estadiamento anatomopatológico

A grande maioria dos tumores de mama corresponde ao subtipo carcinoma sem outras especificações (SOE), anteriormente denominado carcinoma ductal invasor, grupo que compreende carcinomas que não exibem características suficientes para serem classificados em um subtipo histológico específico, tal como lobular ou tubular, por exemplo.

A avaliação do patologista em fragmentos obtidos por biópsia envolve a classificação histológica do tumor, a determinação de grau histológico, invasão angiolinfática, presença de infiltrado linfocítico peritumoral e avaliação do perfil imuno-histoquímico: expressão de receptores hormonais (estrogênio e progesterona), proteína HER2 e índice de proliferação celular (Ki67). Se necessário, também se avalia a expressão do HER2 por método de hibridização fluorescente *in situ* (FISH). A avaliação de peça obtida por exérese cirúrgica permite, além dos itens já citados, avaliação de linfonodos, alterações no leito tumoral secundárias ao tratamento neoadjuvante, avaliação de margens cirúrgicas e a determinação do estadiamento anatomopatológico. Nos casos de pacientes submetidas a tratamento (quimio ou hormonioterapia) neoadjuvante, a presença ou ausência de sinais de regressão tumoral são avaliadas na peça cirúrgica, tanto na mama quanto nos linfonodos. Tais parâmetros são utilizados para avaliação de resposta *in vivo* ao tratamento neoadjuvante, variável entre resposta patológica completa (pCR) e nenhuma resposta. A colocação de um clipe de biópsia localiza o leito tumoral prévio em casos de pCR. Outros sinais histológicos ajudam na identificação do leito tumoral: fibrose, edema do tecido, neovascularização e infiltrado inflamatório. Em tumores com resposta parcial ao tratamento, as alterações celulares são variáveis: redução de maneira concêntrica do tamanho da neoplasia, fragmentação em múltiplos focos residuais e/ou redução na celularidade. A presença apenas de carcinoma *in situ* residual também pode acontecer, não excluindo o diagnóstico de pCR, pois essas pacientes também apresentam bom prognóstico.

A análise da presença de doença metastática ganglionar é confirmada microscopicamente ou, ainda, em casos excepcionais, com auxílio de exames de marcadores imuno-histoquímicos. Na prática, a avaliação do linfonodo após exérese cirúrgica consiste em ausência ou presença de metástase e, nesse caso, do tamanho da metástase, se há ou não extensão extracapsular. A presença de sinais de regressão tumoral é avaliada em todos os linfonodos, livres ou comprometidos. A avaliação linfonodal é importante fator prognóstico independente relacionado com a sobrevida.

A forma de classificação da resposta patológica ainda é controversa, pois existem diversos sistemas de avaliação propostos. Dentre eles, destacam-se os comparativos (Miller-Payne) e os quantitativos (AJCC/RCB).

Outro importante ponto da avaliação do patologista é a determinação das margens cirúrgicas da peça, dado que esse fator isoladamente é prognóstico para aumento no risco de recorrência local da doença. De acordo com o consenso da American Society of Radiation Therapy, de 2014, a ausência de tumor na margem (*no ink on tumor*) é definida como margem livre para carcinoma invasor, e a distância da área tumoral às margens deve ser mensurada pelo patologista. Com relação ao carcinoma *in situ*, uma metanálise de 2016 evidenciou que a ausência de tumor na tinta é suficiente para reduzir incidência de recidiva local; porém, considera margem livre ideal aquela distando pelo menos 2 mm do tumor para cirurgias conservadoras seguidas por adjuvância adequada.

O estadiamento do câncer de mama segue os padrões do estadiamento TNM propostos pela American Joint Committee on Cancer (AJCC/ASCO), atualmente na oitava edição. Esse estadiamento se aplica a carcinomas invasivos, microinvasivos e *in situ*. De acordo com as últimas modificações, foram incluídos dados, como grau histológico, perfil imuno-histoquímico (RE, RP e HER2 e Ki67), assim como assinaturas genéticas (Oncotype Dx®) para certos tipos tumorais, para complementar o TNM original. Também foi excluída dessa nova classificação o carcinoma lobular *in situ* (CLIS). Isso proporciona uma maior acurácia na determinação do estadiamento, com classificações prognósticas diferentes para os subtipos tumorais.

## Tumores malignos epiteliais

### Carcinoma invasor SOE

É o subtipo mais comum de câncer de mama, correspondendo a cerca de 40 a 75% dos casos. Não possui características clínicas ou imaginológicas específicas, mas geralmente apresentam-se como lesões irregulares, estreladas ou nodulares e endurecidas à palpação. Histologicamente, as células carcinomatosas também variam muito em forma e aspecto em cada neoplasia, podendo corresponder a tumores desde grau 1 até grau 3 histológico (Figura 13.1). A associação com focos de carcinoma ductal *in situ* está presente em cerca de 80% dos casos.

O perfil imuno-histoquímico também é muito variável nesses tumores, alguns com expressão apenas de receptores hormonais, outros

**Figura 13.1. Carcinoma invasor SOE**

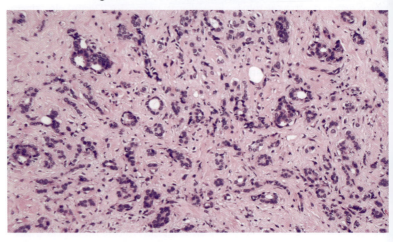

Fonte: Acervo do Dr. Fernando Nalesso Aguiar.

com superexpressão exclusiva de HER2 ou, ainda, sem expressão de receptores hormonais ou HER2 (os chamados tumores triplo-negativos).

## Carcinoma lobular invasivo

Subtipo de carcinoma invasor composto de células discoesas e dispostas individualmente ou em arranjos lineares (Figura 13.2). O carcinoma lobular é caracterizado pela perda de moléculas de adesão, como a e-caderina. Pode estar associado com CLIS. Corresponde a cerca de 5 a 15% dos tumores invasores de mama. Clinicamente, é de difícil delimitação por ter padrão de infiltração disperso de células. Em geral, tende a ser mais multicêntrico e bilateral quando comparados aos outros tipos de carcinomas invasores. A variante clássica costuma apresentar alto grau de positividade para receptores de estrogênio e progesterona, negatividade para HER2 e baixo Ki-67. As variantes sólidas e pleomórficas podem mostrar perfil imuno-histoquímico mais agressivo, seja por maior índice e proliferação ou, ainda, pela superexpressão de HER2 ou mesmo perfil triplo-negativo. Os carcinomas lobulares não expressam e-caderina na avaliação imuno-histoquímica.

**Figura 13.2. Carcinoma lobular invasivo, clássico**

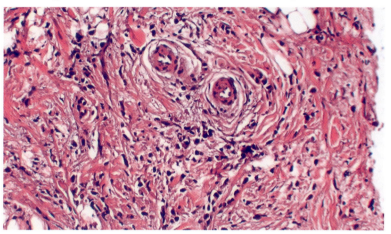

Fonte: Acervo do Dr. Fernando Nalesso Aguiar.

## Carcinoma tubular

Corresponde a um tipo especial de carcinoma bem diferenciado, cujas células neoplásicas formam estruturas tubulares em pelo menos 90% da lesão, as quais mostram apenas uma camada de células com discreta atipia (Figura 13.3). As células mioepiteliais são ausentes nesses túbulos, mas partes da membrana basal podem estar presentes. Também apresenta estroma desmoplásico celular ao redor dos túbulos, muitas vezes em associação com atipia epitelial plana, carcinoma ductal *in situ* (CDIS) de baixo grau e neoplasia lobular. Costumam apresentar alta expressão de receptores hormonais, ausência de expressão de HER2 e baixo índice mitótico.

Apresenta prognóstico extremamente favorável e representa cerca de 2% dos carcinomas mamários, geralmente correspondendo a pequenas lesões, não palpáveis e identificadas em métodos de rastreamento.

## Figura 13.3. Carcinoma tubular

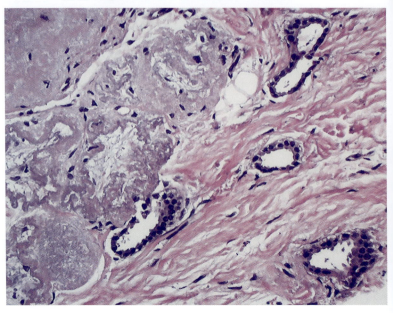

*Fonte: Acervo do Dr. Fernando Nalesso Aguiar.*

## Carcinoma medular

Representa menos de 1% dos tumores malignos de mama, apresentando-se clinicamente como uma massa bem delimitada. Histologicamente, é caracterizado pela presença de arquitetura sincicial em pelo menos 75% da massa tumoral, sendo histologicamente circunscrito ou com margens bem delimitadas, sem diferenciação tubular e com um proeminente infiltrado linfocitoplasmático no estroma. As células tumorais apresentam-se como redondas, com citoplasma abundante e núcleo vesicular pleomórfico de alto grau, contendo um ou mais nucléolos (Figura 13.4). Apresenta muitas figuras de mitose e células atípicas e gigantes também podem ser observadas. Com relação ao perfil imuno-histoquímico, costuma ser triplo-negativo e com alto índice proliferativo.

A imunofenotipagem demonstra que tais tumores apresentam predomínio de linfócitos T CD3 e T CD8 citotóxicos, o que pode estar relacionado com o seu melhor prognóstico dentro do grupo dos triplo-negativos.

**Figura 13.4. Carcinoma medular**

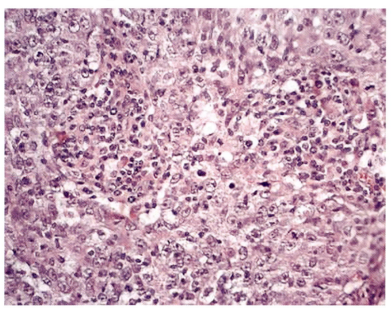

Fonte: Acervo do Dr. Fernando Nalesso Aguiar.

## Carcinoma mucinoso

O carcinoma mucinoso é caracterizado por grupamentos de pequenas células uniformes distribuídas em meio a grande quantidade de mucina extracelular (Figura 13.5). O perfil imuno-histoquímico mais comum apresenta positividade para receptor de estrogênio, menor expressão de receptores de progesterona e negatividade para HER2. Geralmente, acomete mulheres acima dos 55 anos de idade e corresponde a apenas 2% dos tumores malignos de mama. Seu aspecto pode simular tumores benignos em exames de imagem, dado que geralmente apresenta-se como nódulo muito bem delimitado, macroscopicamente amolecido e gelatinoso. O prognóstico é bom, com baixos índices de recorrência local e a distância.

**Figura 13.5. Carcinoma mucinoso**

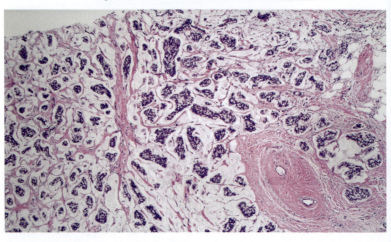

Fonte: Acervo do Dr. Fernando Nalesso Aguiar.

## Carcinoma metaplásico

O carcinoma metaplásico corresponde a um grupo de neoplasias com diferenciação do epitélio neoplásico em células escamosas e/ou outros elementos mesenquimais, como padrão fusocelular, diferenciação condroide, óssea ou rabdomioide, o que o torna um grupo bastante heterogêneo (Figura 13.6). Pode ser formado somente por um tipo de elemento metaplásico ou uma mistura deles. Corresponde a 0,2 a 5% dos tumores mamários. O perfil imuno-histoquímico geralmente é triplo-negativo.

Apesar de serem um grupo heterogêneo, os tumores metaplásicos geralmente apresentam piores respostas ao tratamento adjuvante quimioterápico e piores desfechos clínicos, quando comparados a outros subtipos triplo-negativos.

### Figura 13.6. Carcinoma metaplásico

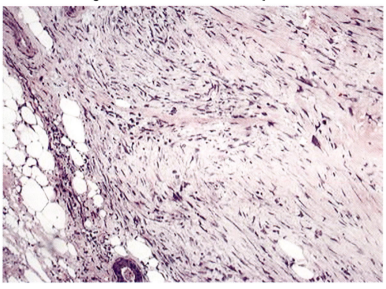

Fonte: Acervo do Dr. Fernando Nalesso Aguiar.

## Carcinoma papilífero

O carcinoma papilífero é aquele que apresenta formações papilíferas em mais de 90% do componente invasor, o que torna seu diagnóstico bastante raro. As papilas contêm células malignas dispostas ao redor de em um hilo central vascularizado (Figura 13.7). Com um diagnóstico de carcinoma papilífero mamário, é sempre importante descartar metástases com padrão histológico papilífero de outros sítios, tais como ovário e pulmão.

O subtipo encapsulado corresponde a uma variante do carcinoma papilífero caracterizada pela presença de finas traves fibrovasculares encobertas por células neoplásicas de grau baixo ou intermediário, envolvidas por cápsula fibrosa. Na maior parte dos casos não existe a camada de células mioepiteliais na papila ou na periferia da lesão. Em geral, acomete mulheres mais idosas e pode simular clinicamente lesões benignas por seu aspecto bem delimitado e encapsulado. Na ausência de invasão extracapsular e de CDIS ao redor do tumor, o prognóstico é excelente em geral apenas com terapias locais.

A variante sólida do carcinoma papilífero apresenta nódulos de células agrupadas dispostas ao redor de um tênue feixe vascular bastante comprimido, o que torna o aspecto em pequeno aumento semelhante a um padrão sólido. Assim como na variante encapsulada, não existe a camada de células mioepiteliais na periferia da lesão. Costuma apresentar frequentemente diferenciação neuroendócrina e mucinosa. O diagnóstico diferencial com papiloma e hiperplasia ductal florida pode ser bem difícil; porém, o exame imuno-histoquímico pode auxiliar na definição.

Tanto a variante encapsulada como a sólida costumam ser estadiadas como carcinomas *in situ* na ausência de infiltração estromal ao redor da lesão.

### Figura 13.7. Carcinoma papilífero

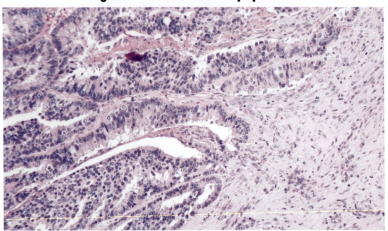

Fonte: Acervo do Dr. Fernando Nalesso Aguiar.

## Lesões proliferativas intraductais atípicas

As lesões proliferativas intraductais são um conjunto de lesões proliferativas com características citológicas e arquiteturais diversas tipicamente originárias da unidade ducto-lobular terminal, e confinadas ao ducto mamário (Tabela 13.1). A hiperplasia ductal atípica (HDA) está associada ao aumento de risco de desenvolvimento de câncer de mama, enquanto o CDIS pode ser considerado uma lesão precursora do carcinoma invasor. Também são lesões atípicas a hiperplasia lobular atípica (HLA) e o CLIS.

## Tabela 13.1. Características morfológicas úteis para distinguir HDU de HDA e de CDIS de baixo grau

| Característica | HDU | HDA | CDIS de baixo grau |
|---|---|---|---|
| Arquitetura | Turbilhão e *streaming* celular; pontes epiteliais esticadas ou torcidas; fenestrações periféricas, irregulares e semelhantes a fendas | Barras celulares rígidas; micropapila bulbosa; espaços redondos e perfurados | Barras celulares rígidas; micropapila bulbosa; espaços redondos e perfurados |
| Citologia | Vários tipos de células; distribuição desigual e sobreposição de células e núcleos; bordas celulares indistintas | Uniformidade celular; células regularmente distribuídas; bordas celulares distintas; células residuais normalmente polarizadas | Uniformidade celular; células regularmente distribuídas; bordas celulares distintas; sem células residuais normalmente polarizadas |
| Extensão | Variável, variando de uma a várias ULDT | Envolvimento parcial de múltiplos espaços; envolvimento completo de < 2 espaços ou ≤ 2 mm em extensão | Envolvimento completo de ≥ 2 espaços ou > 2 mm em extensão |
| Risco de desenvolver câncer de mama; lateralidade de risco | Risco leve; risco bilateral generalizado | Risco moderado; risco bilateral generalizado | Alto risco; risco regional ipsilateral |

CDIS: carcinoma ductal in situ; HDA: hiperplasia ductal atípica; HDU: hiperplasia ductal habitual; ULDT: unidade lobular ductoterminal.
Fonte: Adaptada de Simpson et al., 2012.

### Carcinoma ductal in situ e hiperplasia ductal atípica

O CDIS geralmente é diagnosticado em exames de rastreamento, sendo representado pelas microcalcificações à mamografia, pleomórficas ou amorfas, seguimentares ou lineares (Figura 13.8). Mais raramente, pode se apresentar como uma nodulação, descarga papilar ou doença de Paget do mamilo.

O CDIS é categorizado em três graus: baixo, intermediário ou alto, de acordo com características nucleares. Quanto maior o grau, mais pleomórfico o núcleo se torna e mais frequentes as figuras de mitose. Pode haver presença de comedonecrose nos graus mais elevados. A maioria dos CDIS de graus baixo e intermediário são positivos para receptores hormonais. Os CDIS de alto grau podem ter superexpressão de HER2.

A HDA é diferenciada do CDIS pela extensão e número de duetos mamários acometidos. São lesões similares aos CDIS de baixo grau apresentando, portanto, alta expressão de receptores hormonais e ausência de expressão de HER2.

**Figura 13.8. Carcinoma ductal *in situ***

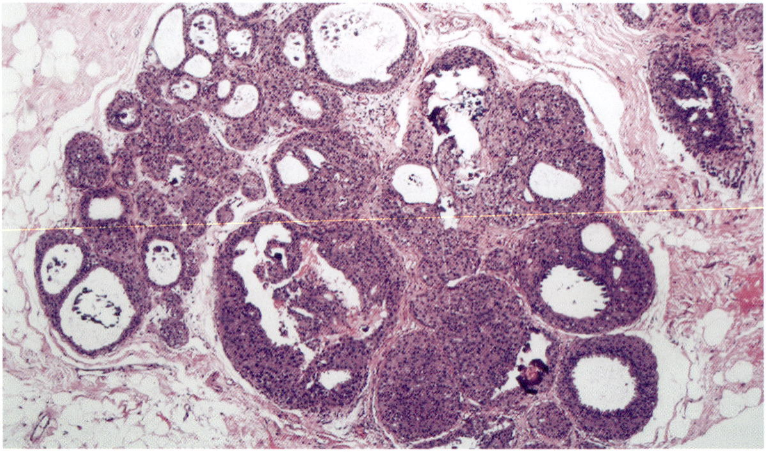

Fonte: Acervo do Dr. Fernando Nalesso Aguiar.

## Neoplasia lobular

O termo neoplasia lobular refere-se ao espectro de lesões atípicas originárias das unidades ducto-lobulares terminais, caracterizadas pela proliferação de células pequenas e não coesas, podendo haver ou não acometimento pagetoide do ducto terminal. A distinção entre HLA e CLIS tem base na extensão de acometimento da atipia em unidades lobulares (Figuras 13.9 e 13.10). Existe uma tendência ao acometimento dessas lesões ser multicêntrico e bilateral, com predomínio de incidência na pré-menopausa. Assim como o carcinoma tubular invasor, apresentam perda da expressão de e-caderina. Também apresentam as variantes clássica, macroacinar e pleomórfica.

Na variante pleomórfica do CLIS, as células atípicas apresentam intenso pleomorfismo, proliferação e necrose, o que pode simular tanto clínica quanto imaginologicamente um CDIS de alto grau.

**Figura 13.9. Hiperplasia lobular atípica**

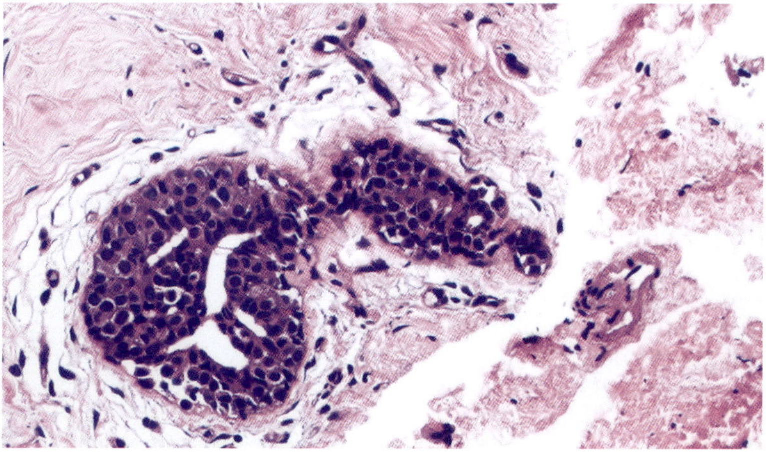

Fonte: Acervo do Dr. Fernando Nalesso Aguiar.

**Figura 13.10. Carcinoma lobular *in situ***

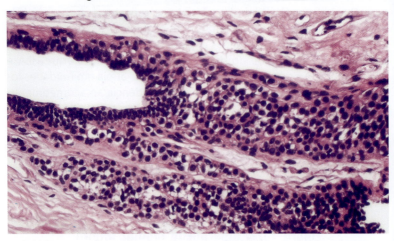

Fonte: Acervo do Dr. Fernando Nalesso Aguiar.

## Tumores malignos mesenquimais
## Sarcomas mamários
### *Angiossarcoma*

É um tumor maligno que apresenta diferenciação endotelial. Pode ser primário da mama ou secundário pós-radioterapia mamária; em geral, ocorrendo após cerca de cinco anos do tratamento. Apresentam consistência macia, podem atingir grandes volumes e apresentar sangramentos de grande monta.

Os tumores mais diferenciados apresentam vasos anastomosados que passam pelo tecido adiposo e estroma lobular, sendo estes dilatados e angulados, muitas vezes aberrantes. Já os mais indiferenciados apresentam vasos entremeando áreas de morfologia epitelioide, geralmente com lagos venosos, áreas necróticas e numerosas mitoses, que tornam difícil seu diagnóstico histológico, sendo necessário complemento imuno-histoquímico (Figura 13.11).

### Figura 13.11. Angiossarcoma

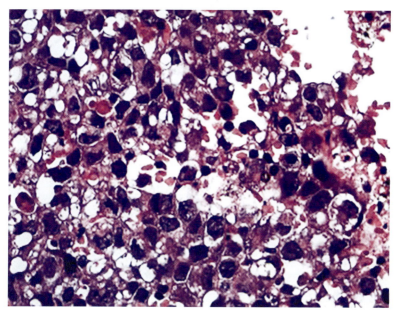

Fonte: Acervo do Dr. Fernando Nalesso Aguiar.

## Rabdomiossarcoma

Tumor maligno que apresenta diferenciação de diversos graus em células do tecido muscular. É uma variante extremamente rara de tumor maligno mamário e ocorre geralmente em crianças. Já em adultos pode originar-se de diferenciação maligna em tumor *phyllodes* ou carcinoma metaplásico. O padrão mais comum de apresentação é o alveolar.

## Osteossarcoma

Corresponde a cerca de 12% dos sarcomas mamários, apresentando diferenciação óssea ou osteoide na ausência de outras linhagens de diferenciação (p. ex.: epitelial, fibroepitelial ou nervosa).

Em geral, apresenta-se como massas de grande volume, endurecidas e circunscritas. Apesar disso, a infiltração é presente microscopicamente e o tumor é composto de células pleomórficas fusiformes e ovoides, com variável quantidade de tecido ósseo e cartilaginoso. Podem apresentar também variantes histológicas, como osteoblástico, osteoclástico, fibroblástico e até mesmo telangiectásico.

São altamente agressivos, com recorrência local e a distância, e baixas taxas de sobrevida.

A classificação histológica do câncer de mama encontra-se resumida na Figura 13.12.

**Figura 13.12. Classificação histológica do câncer de mama**

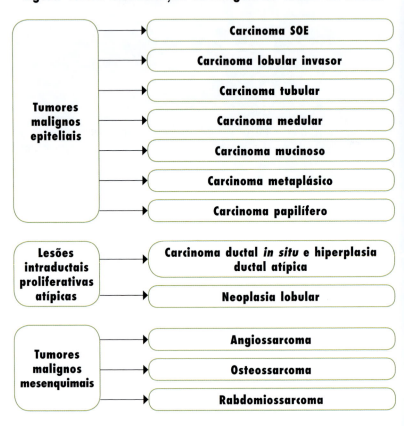

SOE: sem outras especificações.

## Referências consultadas

Giuliano AE, Edge SB, Hortobagyi GN. Eighth Edition of the AJCC Cancer Staging Manual: Breast Cancer. Ann Surg Oncol. 2018;25(7):1783-5.

Harris JR, Lippman ME, Morrow M, Osborne CK. Diseases of the breast. 5. ed. Philadelphia: Lippincott Williams & Wilkins; 2014.

Lakhani SR, Ellis IO, Schnitt SJ, Tan PH, van de Vijver MJ, editors. WHO classification of tumors of the breast. 4. ed. Lyon: Iarc Press; 2012.

Marinovich ML, Azizi L, Macaskill P, Irwig L, Morrow M, Solin LJ et al. The Association of Surgical Margins and Local Recurrence in Women with Ductal Carcinoma In Situ Treated with Breast-Conserving Therapy: A Meta-Analysis. Ann Surg Oncol. 2016;23(12):3811-21.

Moran MS, Schnitt SJ, Giuliano AE, Harris JR, Khan SA, Horton J et al. Society of Surgical Oncology-American Society for Radiation Oncology consensus guideline on margins for breast-conserving surgery with whole-breast irradiation in stages I and II invasive breast cancer. Int J Radiat Oncol Biol Phys. 2014;88(3):553-64.

Simpson JF, Schnitt SJ, Visscher D, van de Vjiver MJ, Ellis IO. Atypical ductal hyperplasia. In: Lakhani SR, Ellis IO, Schnitt SJ, Tan PH, van de Vijver MJ, editors. WHO classification of tumors of the breast. 4. ed. Lyon: Iarc Press; 2012.

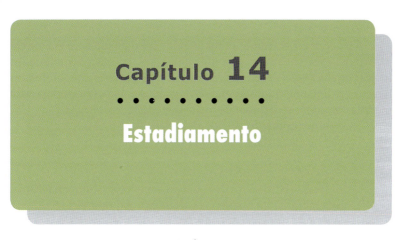

## Capítulo 14
## Estadiamento

Maria Carolina Formigoni
Lucia Maria Martins Zuliani

# Regras para classificação

O estadiamento do câncer de mama é aplicável somente para carcinomas invasivo e *in situ*. Deve haver confirmação histológica da doença. A sublocalização anatômica de origem deve ser registrada, mas não é considerada na classificação. No caso de tumores primários múltiplos sincrônicos em uma mama, o tumor com a maior categoria T deve ser usado para classificação. Os cânceres de mama, bilaterais e simultâneos, devem ser classificados independentemente para permitir a divisão dos casos por tipo histológico.

Os procedimentos para avaliação das categorias T (tumor), N (linfonodo) e M (metástase) são os seguintes:
» T: pelo exame físico ou diagnóstico por imagem.
» N: pelo exame físico ou diagnóstico por imagem.
» M: pelo exame físico ou diagnóstico por imagem.

## T – Tamanho

A categoria T do tumor primário pode ser definida pelo exame clínico, patológico ou ambos. As letras *p* ou *c* devem preceder a letra T e indicar qual a classificação utilizada. Múltiplos tumores concomitantes devem ser documentados com a letra *m* após o tamanho e para essa medida considera-se o tumor de maior dimensão.

- » TX: o tumor primário não pode ser avaliado.
- » T0: não há evidência de tumor primário.
- » Tis: carcinoma *in situ*:
  - Tis (CDIS): carcinoma ductal *in situ*.
  - Tis (Paget): doença de Paget do mamilo sem tumor na mama.
- » T1: tumor com 2 cm ou menos em sua maior dimensão:
  - T1mic: microinvasão de 0,1 cm ou menos em sua maior dimensão.
  - T1a: 0,1 a 0,5 cm.
  - T1b: 0,5 a 1,0 cm.
  - T1c: 1,0 a 2,0 cm.
- » T2: tumor entre 2 e 5 cm.
- » T3: tumor > 5 cm em sua maior dimensão.
- » T4: tumor de qualquer tamanho com extensão direta à parede torácica ou à pele:
  - T4a: extensão à parede torácica.
  - T4b: edema (inclusive "pele de laranja" ou *peau d'orange*) e/ou ulceração da pele da mama, e/ou nódulos cutâneos satélites confinados à mesma mama.
  - T4c: ambos (T4a + T4b).
  - T4d: carcinoma inflamatório.

## N – Linfonodos regionais

São caracterizados anatomicamente como axilares ipsilaterias do nível I, II, III, além dos linfonodos supraclaviculares. Linfonodos contralaterais, cervicais ou mamários internos contralaterais são classificados como metástase a distância (M1).

### Classificação clínica

- » NX: os linfonodos regionais não podem ser avaliados (p. ex.: por terem sido previamente removidos).

- » N0: ausência de metástase em linfonodos regionais.
- » N1: metástase em linfonodo(s) axilar(es), homolateral(ais), móvel(eis).
- » N2: metástase em linfonodo(s) axilar(es) homolateral(is) fixo(s); ou metástase clinicamente aparente em linfonodo(s) mamário(s) interno(s) homolateral(is) na ausência de evidência clínica de metástase em linfonodo(s) axilar(es):
    - N2a: metástase em linfonodo(s) axilar(es) fixos uns aos outros ou a outras estruturas.
    - N2b: metástase clinicamente aparente em linfonodo(s) mamário(s) interno(s), na ausência de evidência clínica de metástase em linfonodo(s) axilar(es).
- » N3: metástase em linfonodo(s) infraclavicular(es) homolateral(ais) com ou sem envolvimento de linfonodo(s) axilar(es); ou clinicamente aparente em linfonodo(s) mamário(s) interno(s) homolateral(is), na presença de evidência clínica de metástase em linfofonodo(s) axilar(es); ou metástase em linfonodo(s) supraclavicular(es) homolateral(is) com ou sem envolvimento de linfonodo(s) axilar(es) ou mamário(s)interno(s):
    - N3a: metástase em linfonodo(s) infraclavicular(es).
    - N3b: metástase em linfonodo(s) mamário(s) interno(s) e axilares.
    - N3c: metástase em linfonodo(s) supraclavicular(es).

## *Classificação patológica*

Requer a ressecção e exame de pelo menos nível I. Caso a classificação tenha base apenas no linfonodo sentinela, deve-se assinalar com as letras *Sn*.

- » NX: os linfonodos regionais não podem ser avaliados (p. ex.: por terem sido previamente removidos).
- » N0: os linfonodos estão livres:
    - N0(i+): a área de disseminação da doença contém menos de 200 células e é menor do que 0,2 mm. A abreviatura "i+" significa que uma pequena porcentagem de células cancerosas, denominadas células tumorais isoladas, são observadas no exame imuno-histoquímico.
    - N0(mol+): não são observadas células cancerosas nos linfonodos axilares, mas foram diagnosticados vestígios

de células cancerosas com o teste molecular RT-PCR, que permite detectar um número muito pequeno de células.

» N1: o tumor se disseminou para 1 ou 3 linfonodos axilares e/ou linfonodos mamários internos:
- N1mi: micrometástases em 1 a 3 linfonodos axilares. As áreas de disseminação do tumor nos linfonodos são de 2 mm ou menos.
- N1a: o tumor se disseminou para 1 a 3 linfonodos com pelo menos uma área de doença disseminada com mais de 2 mm de diâmetro.
- N1b: o tumor se disseminou para os linfonodos mamários internos, mas essa disseminação só pode ser diagnosticada na biópsia do linfonodo sentinela.
- N1c: aplicam-se N1a e N1b.

» N2: o tumor se disseminou para 4 ou 9 linfonodos axilares ou para os linfonodos mamários internos:
- N2a: o tumor se disseminou para 4 a 9 linfonodos axilares, com pelo menos uma área maior que 2 mm.
- N2b: o tumor se disseminou para um ou mais linfonodos mamários internos, aumentando seu tamanho.

» N3: qualquer um dos seguintes:
- N3a: o tumor se disseminou para 10 ou mais linfonodos axilares, com pelo menos uma área de câncer disseminada maior que 2 mm; ou, o tumor se disseminou para os linfonodos infraclaviculares com pelo menos uma área de câncer maior que 2 mm.
- N3b: o tumor é encontrado em pelo menos um linfonodo axilar com pelo menos uma área de disseminação de câncer maior que 2 mm e aumentou os linfonodos mamários internos; ou, o tumor se disseminou para 4 ou mais linfonodos axilares com pelo menos uma área de disseminação maior que 2 mm e pequenas quantidades são encontradas nos linfonodos mamários internos na biópsia do linfonodo sentinela.
- N3c: o tumor se disseminou para os linfonodos claviculares, com pelo menos uma área maior que 2 mm.

## M – Metástase a distância
- » MX: a presença de metástase a distância não pode ser avaliada.
- » M0: ausência de metástase a distância.
- » M1: metástase a distância.

## Classificação após terapia neoadjuvante
Utiliza-se a letra *y* precedendo o T e N. A medida do tamanho baseia-se no maior foco residual, assim como na avaliação dos linfonodos axilares.

## Grupamento por estádios

| | | |
|---|---|---|
| » Estádio 0 | – | Tis N0 M0. |
| » Estádio IA | – | T1 N0 M0. |
| Estádio IB | – | T0 N1mi M0. |
| | | T1 N1mi M0. |
| » Estádio IIA | – | T0 N1 M0. |
| | | T1 N1 M0. |
| | | T2 N0 M0. |
| Estádio IIB | – | T2 N1 M0. |
| | | T3 N0 M0. |
| » Estádio IIIA | – | T0 N2 M0. |
| | | T1 N2 M0. |
| | | T2 N2 M0. |
| | | T3 N1, N2 M0. |
| Estádio IIIB | – | T4 N0, N1, N2 M0. |
| Estádio IIIC | – | Qualquer T N3 M0. |
| » Estádio IV | – | Qualquer T Qualquer N M1. |

## Mudanças da 8ª edição AJCC

A partir de 1º de janeiro de 2018 entrou em vigor a 8ª edição do estadiamento do câncer de mama de acordo com as novas regras da American Joint Committee on Cancer (AJCC). Nessa atualização são adotadas três categorias:

**1.** Estadiamento anatômico (EA).
**2.** Estadiamento prognóstico clínico (EPC).
**3.** Estadiamento prognóstico patológico (EPP).

Os fatores prognósticos são grau tumoral, HER2, receptor de estrógeno e progesterona.

O TNM8 incorpora o uso de testes genômicos como um fator prognóstico para casos elegíveis (pT1-T2 N0 M0). Utiliza o Oncotype DX como principal ferramenta. O ponto de corte 11 nesse teste, como a taxa de recorrência *recurence score* (RS), é considerado para separar baixo risco e alto risco. Isso significa que, pacientes com RS < 11 ou com resultado de baixo risco pelas demais ferramentas (Mammaprint, Breast Cancer Index, EndoPredict e Prosigna), são classificadas como dentro do estadiamento prognóstico IA.

Se o teste genômico não for realizado, ou se o escore vier como alto risco, o estadiamento prognóstico patológico é atribuído com base nas categorias anatômicas e biomarcadores de maneira habitual.

Entre os biomarcadores, utiliza-se a expressão do receptor de estrógeno, receptor de progesterona e a expressão do HER2. Desse modo, pacientes com tumores exibindo receptores hormonais positivos, HER2 negativos, linfonodos não metastáticos e com baixos escores, segundo os testes genéticos, independentemente da dimensão tumoral, poderão ter suas neoplasias classificadas e tratadas da mesma maneira que a categoria prognóstica de tumores T1a-T1b N0 M0.

---

## Referências consultadas

Cserni G, Chmielik E, Cserni B, Tot T. The new TNM-based staging of breast cancer. Virchows Arch. 2018;472(5):697-703.

Giuliano AE, Connolly JL, Edge SB, Mittendorf EA, Rugo HS, Solin LJ et al. Breast Cancer-Major changes in the American Joint Committee on Cancer eighth edition cancer staging manual. CA Cancer J Clin. 2017;67(4):290-303.

Kim JY, Lim JE, Jung HH, Cho SY, Cho EY, Lee SK et al. Validation of the new AJCC eighth edition of the TNM classification for breast cancer with a single-center breast cancer cohort. Breast Cancer Res Treat. 2018;171(3):737-45.

# Capítulo 15

## Estádio inicial (I e II)

Marcos Desidério Ricci

## Introdução

O câncer de mama inicial, conceitualmente, é aquele que não há invasão da pele ou da parede torácica, incluindo como parede torácica os músculos peitorais, os arcos costais e o músculo serrátil, além de não apresentar comprometimento axilar extenso. Em outras palavras, são tumores de estádios I, II e os T3 N1 M0 (Tabela 15.1). Tumores de estádios IIIA (exceto T3 N1 M0), IIIB e IIIC são considerados localmente avançados e muitas vezes candidatos à quimioterapia ou hormonioterapia neoadjuvante, de acordo com o subtipo imuno-histoquímico. O tratamento cirúrgico do câncer de mama inicial está descrito nas Figuras 15.1 a 15.3.

# Estadiamento

### Tabela 15.1. Classificação TNM cânceres de mama iniciais, segundo AJCC

| Estádio | Tumor (T) | Linfonodo (N) | Metástase (M) |
|---|---|---|---|
| IA  | T1b | N0   | M0 |
| IB  | T0  | N1mi | M0 |
|     | T1b | N1mi | M0 |
| IIA | T0  | N1c  | M0 |
|     | T1b | N1c  | M0 |
|     | T2  | N1   | M0 |
| IIB | T2  | N1   | M0 |
|     | T3  | N0   | M0 |

(b): inclui microinvasão; (mi): microinvasão; (c): micrometástase.
Fonte: Extraída e traduzida de AJCC, 2018.

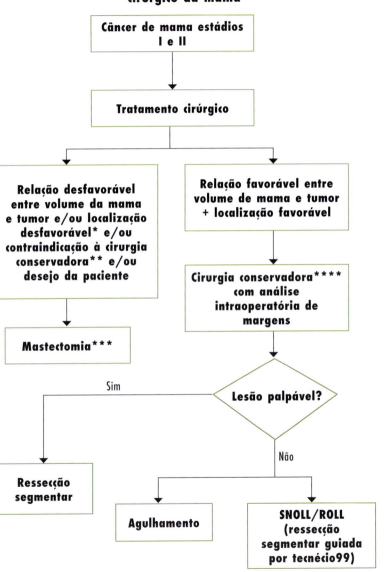

**Figura 15.1. Organograma para tratamento cirúrgico da mama**

(continua)

*(continuação)*

**NOTAS Figura 15.1:**
\* Tumores centrais, em que existe a necessidade da ressecção conjunta do complexo areolopapilar (CAP), pode tornar o resultado estético final desfavorável, considerando a mastectomia com preservação de pele como melhor alternativa. Quando há proposta de rotação de retalho para preenchimento do CAP, ou mamoplastia contralateral de simetrização, torna-se favorável a proposta de cirurgia conservadora.
\*\* Toda cirurgia conservadora deve ser seguida para radioterapia adjuvante. Situações especiais, como pacientes idosas, com pouca expectativa de vida – inferior a 10 anos, cabe discussão da sua indicação pelo radioterapeuta. Nas demais situações, representam contraindicações à realização de radioterapia: mama previamente irradiada, impossibilidade de manter imobilidade no momento da aplicação da radiação, dificuldade de deslocamento até o hospital para realização das sessões, doenças do colágeno em atividade, são algumas limitações da radioterapia adjuvante.
\*\*\* Mastectomia clássica, skin sparing (preservação de pele) ou nipple sparing (preservação de pele e complexo areolopapilar). A indicação deve ser particularizada a cada caso.
\*\*\*\*Considerar técnicas oncoplásticas sempre que possível.

A identificação e biópsia do linfonodo sentinela (LS) pode ser realizada após injeção de tecnécio ($Tc^{99}$) na mama (periareolar ou peritumoral), combinado em casos específicos com corante azul patente (periareolar). A injeção do tecnécio deve ser seguida pela linfocintilografia da mama para identificar a migração do tecnécio para a cadeia axilar ou mamária interna. O linfonodo identificado é mandado para análise patológica, que pode ser feita tanto pelo método *imprint* quanto por congelação.

Não se indica linfonodectomia quando o LS apresentar apenas células isoladas ou micrometástase (entre 0,2 e 2 mm).

Pelos resultados de estudos recentes, a tendência é não realizar a linfonodectomia também em LS comprometido por macrometástase nos casos com cirurgia conservadora que serão submetidas à quimioterapia (e ou hormonioterapia) e radioterapia complementar, desde que incluídas no protocolo Z0011.

No tratamento quimioterápico adjuvante ou neoadjuvante – mesmo nos estádios iniciais – a terapia endócrina e a imunoterapia por meio de anticorpo monoclonal, dependerá dos dados complementares do es-

## Figura 15.2. Organograma da abordagem axilar

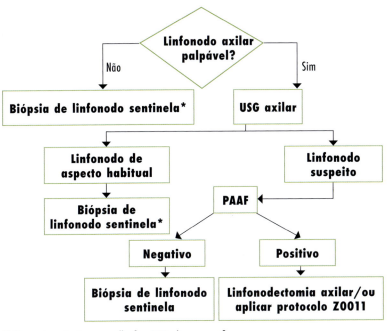

PAAF: punção aspirativa por agulha fina; USG: ultrassonografia.

## Figura 15.3. Organograma de conduta – linfonodo sentinela

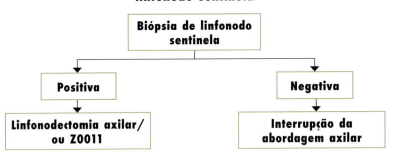

tadiamento clínico-cirúrgico e do perfil imuno-histoquímico, que o define em luminal A, luminal B, luminal híbrido (HER2 positivo), HER2 hiperexpresso ou triplo negativo. Em situações limítrofes ou duvidosas com relação ao benefício da quimioterapia, pode-se considerar a realização dos testes prognósticos multigenéticos, como Oncotype DX, MammaPrint, PAM50/Prosigna. Esses testes vão estabelecer se há um risco maior ou menor de recidiva, a depender do tamanho tumoral, *status* axilar e subtipo imuno-histoquímico.

## Considerações gerais

O tratamento ideal para tumores iniciais de mama envolve uma equipe multidisciplinar engajada e coesa. É necessário que radiologistas, cirurgiões, oncologistas clínicos, radioterapeutas e patologistas trabalhem em conjunto para se alcançar o melhor tratamento cirúrgico oncológico associado a um resultado estético satisfatório e com o mínimo de morbidade possível.

---

Leituras recomendadas

Amin MB, Edge SB, Greene FL. AJCC Cancer Staging Manual. 8. ed. Chicago: American Joint Committee on Cancer; 2018.

Galimberti V, Cole BF, Zurrida S, Viale G, Luini A, Veronesi P et al.; International Breast Cancer Study Group Trial 23-01 investigators. Axillary dissection versus no axillary dissection in patients with sentinel-node micrometastases (IBCSG 23-01): a phase 3 randomised controlled trial. Lancet Oncol. 2013;14(4):297-305.

Giuliano AE, Hunt KK, Ballman KV, Beitsch PD, Whitworth PW, Blumencranz PW et al. Axillary dissection vs no axillary dissection in women with invasive breast cancer and sentinel node metastasis: a randomized clinical trial. JAMA. 2011;305(6):569-75.

Krag DN, Anderson SJ, Julian TB, Brown AM, Harlow SP, Costantino JP et al. Sentinel-lymph-node resection compared with conventional axillary-lymph-node dissection in clinically node-negative patients with breast cancer: overall survival findings from the NSABP B-32 randomised phase 3 trial. Lancet Oncol. 2010;11(10):927-33.

# Capítulo 16

## Câncer de mama localmente avançado

Fernanda Barbosa Coelho Rocha
Flavia Abranches Corsetti Purcino
José Roberto Morales Piato

## Definição

O termo "câncer de mama localmente avançado" (CMLA) se refere a estádio avançado do câncer de mama, mas não metastático. De acordo com a classificação do American Joint Committee on Cancer (AJCC) e da Unión Internacional contra el Cancer (UICC), tumores no estádio III são os definidos como localmente avançados. Já a definição proposta por Hortobagyi et al., inclui na doença localmente avançada a presença de um dos seguintes critérios: tamanho tumoral avançado (T3, ou seja, maior de 5 cm), envolvimento de parede torácica, pele, ou ambos (T4a, T4b e T4c), doença linfonodal avançada (linfonodos axilares fixos, envolvimento de linfonodos supra ou infraclaviculares ou da cadeia mamária interna) e carcinoma inflamatório (T4d). De acordo com esse conceito, pacientes estadiadas como IIB também são consideradas como portadoras de tumor localmente avançado. Assim sendo, esse grupo reúne todas as pacientes portadoras de doença em estádio IIIA (T0N2, T1/2N2, T3N1/2), IIIB (T4N0-2), IIIC (qualquer T, N3) e um subgrupo do estádio IIB (T3N0).

Para estadiamento detalhado do câncer de mama localmente avançado, segundo a última edição do AJCC (8ª), ver Capítulo 14.

## Diagnóstico

A mamografia deve sempre ser solicitada, independentemente da idade e do tempo de realização do último exame. Ela permite avaliar a presença de outros focos tumorais, microcalcificações suspeitas, multicentricidade e avaliação de mama contralateral. A ultrassonografia pode fornecer importante auxílio na avaliação complementar de mamas densas e, sobretudo, na avaliação dos linfonodos axilares, mamários internos e supra/infraclaviculares, assim como no direcionamento no caso de biópsias. Casos com alteração do linfonodo à ultrassonografia devem ser submetidos à punção aspirativa por agulha fina (PAAF). A ressonância magnética pode auxiliar a avaliação da resposta terapêutica obtida com o tratamento sistêmico e adequado planejamento terapêutico.

A presença de metástases a distância ao diagnóstico pode ocorrer em até 30% dos casos de CMLA, o que justifica o rastreamento imaginológico ativo nessas circunstâncias. Com a confirmação radiológica de metástases, essas pacientes passam a ser incluídas no estádio IV (doença metastática), grupo no qual o papel do tratamento cirúrgico permanece controverso.

O rastreamento sistêmico deve incluir rotina laboratorial (hemograma, TGO, TGP, DHL, fosfatase alcalina, bilirrubinas total e frações), e avaliação radiológica dos focos mais prováveis de metástases por meio de cintilografia óssea, tomografia computadorizada (TC) de abdome e de tórax.

Em razão da possibilidade de desaparecimento da neoplasia durante o tratamento quimioterápico neoadjuvante, a marcação do local do tumor primário é fundamental para localização do sítio tumoral durante a cirurgia. Deve-se solicitar ultrassonografia mamária com colocação de clipe intratumoral antes do início do tratamento quimioterápico, sempre que possível.

## Rotina no planejamento da neoadjuvância

- » Anamnese criteriosa.
- » Exame físico detalhado.
- » Biópsia percutânea:
    - Diagnóstico histológico.
    - Estudo imuno-histoquímico (RE/RP/Her-2/Ki-67).
- » Exames de imagem:
    - Mamografia.
    - Ultrassonografia.
- » Colocação de clipe intratumoral guiado por ultrassonografia, se intenção de cirurgia conservadora.
- » Ressonância magnética – para casos com intenção de realização de cirurgia conservadora.
- » Exames para pesquisa de doença a distância:
    - Tomografia de tórax.
    - Tomografia de abdome.
    - Cintilografia óssea.

## Princípios do tratamento

O tratamento do carcinoma de mama localmente avançado exige uma estratégia multidisciplinar, com a combinação do tratamento sistêmico, cirúrgico e radioterápico. Os estudos anteriores ao uso rotineiro da quimioterapia (QT) neoadjuvante (neo) no tratamento do CMLA demonstravam sobrevida global (SG) de 25% em cinco anos. Com a adoção dos atuais esquemas de QTneo, descreve-se SG em cinco anos de 80 e 45%, respectivamente em pacientes estádio clínico IIIA e IIIB.

A QTneo deve sempre ser considerada como opção de tratamento inicial de tumores localmente avançados.

A vantagem da QTneo está no fato de permitir uma avaliação de resposta *in vivo* e, adicionalmente, como resultado à diminuição do tamanho inicial do tumor, pode-se aumentar a chance de cirurgias mais conservadoras.

## Monitoramento de resposta

O monitoramento da resposta é realizado principalmente pelo exame físico, que deve ser regular, preciso e bem documentado no prontuário médico. Lesões visíveis na pele podem ser fotografadas. Os exames de imagem (mamografia, ultrassonografia e ressonância magnética) devem ser pedidos ao final ou durante o tratamento, se houver dúvida quanto à progressão da doença.

Independentemente do método de avaliação da resposta, realizar ressonância magnética antes e depois do tratamento pode ser de grande auxílio no planejamento cirúrgico, principalmente em casos com intenção de cirurgia conservadora.

Pacientes com ausência de resposta aos dois a três primeiros ciclos de QTneo apresentam pior prognóstico; entretanto, mesmo assim, não há indicação de alterar o plano de tratamento. Nesses casos, não se pode descartar ao menos algum impacto do tratamento sobre a doença micrometastática, além do mais, alguns pacientes poderão apresentar boa resposta à segunda fase da QT.

Em caso de franca progressão de doença, o prognóstico pode ser ainda pior, com alguns pacientes já apresentando doença micro ou macrometastática. No caso de esquemas sequenciais de duas fases de QT (antracíclico seguido de taxano, por exemplo), o ideal é adiantar o início da próxima fase (acrescentando ou não carboplatina ao taxano). Porém, indicar imediatamente a cirurgia nesses pacientes também pode ser uma conduta aceitável.

## Tratamento cirúrgico

A cirurgia é essencial na abordagem terapêutica do CMLA. Mesmo diante de evidências de respostas clínica e radiológica completas, a realização do tratamento cirúrgico atualmente é obrigatória.

### Cirurgia mamária

A cirurgia conservadora pós-QTneo, naquelas pacientes que experimentam redução tumoral, é factível e deve ser realizada. Em geral, os critérios para indicação de cirurgia conservadora pós-QTneo seguem os mesmos princípios da cirurgia como terapia primária. Entre eles, podemos citar uma boa relação entre o tamanho do tumor e da mama, desejo da paciente, obtenção de bom resultado estético e possibilidade de realização de radioterapia adjuvante. Casos que não se encaixem nesses critérios, devem ter indicação de mastectomia. Pacientes com carcinoma inflamatório, multicentricidade ou presença de microcalcificações difusas pré-tratamento também devem ser orientadas quanto à indicação de mastectomia, independentemente da resposta à terapia sistêmica.

Nessas circunstâncias, a realização da mastectomia com ou sem reconstrução deve ser discutida com a paciente. A mastectomia com preservação de pele e do complexo areolopapilar (CAP) pode representar, excepcionalmente, alternativa às tradicionais mastectomias, quando os critérios de indicação de cirurgia conservadora não puderem ser respeitados. Nessas situações, deve-se indicar ainda a avaliação intraoperatória da região retroareolar por exame de congelação para a preservação do CAP.

## *Cirurgia axilar*

A abordagem axilar em pacientes submetidas à QTneo é motivo de constante debate. O tema é dividido em basicamente três grupos: pacientes com axila negativa ao diagnóstico (N0), pacientes com axila positiva após a realização de QTneo e pacientes com axila positiva pré-QTneo e negativa após.

A biópsia do linfonodo sentinela pode ser realizada após QTneo em pacientes com axila clinicamente negativa inicialmente.

Casos com axilas francamente comprometidas inicialmente (N2), devem ser submetidas à dissecção axilar completa.

Sabe-se que pacientes com doença residual linfonodal após QTneo tem um pior prognóstico do que aquelas com resposta patológica completa. O National Comprehensive Cancer Network (NCCN) recomenda que, nessas pacientes, seja feito esvaziamento axilar (EA) e radioterapia de vias de drenagem.

Deve-se deixar claro que, ao contrário de casos tratados primariamente por cirurgia, as pacientes tratadas com QTneo e que tiverem no anatomopatológico final células tumorais isoladas (ypN0i) ou micrometástases (ypN1mi) são consideradas como tendo doença linfonodal residual e devem, portanto, ser submetidas a EA.

O real dilema não está no manejo axilar nas pacientes N0 ao diagnóstico, ou com doença residual após a realização de QTneo. O debate está relacionado com o manejo axilar das pacientes com axila positiva ao diagnóstico e axila negativa após a realização de QTneo.

Pode-se concluir que enquanto a biópsia de linfonodo sentinela (BLS) substituiu o EA em pacientes N0, e o EA permanece conduta padrão em casos com doença linfonodal residual após QTneo, o manejo da axila em pacientes N1 que "negativaram" após QTneo ainda está em evolução. A BLS pode ser segura quando três ou mais linfonodos sentinelas

(LS) são retirados, mas ainda faltam dados com relação ao resultado em longo prazo dessas pacientes.

Nesses casos, como sugestão, baseando-se exclusivamente no bom senso, indica-se a BLS com exame intraoperatório, e, se negativa, indica-se a realização da linfadenectomia do nível 1 para maior segurança e com mínimo risco adicional de sequelas. Se positivo, linfadenectomia dos três níveis.

### *Reconstrução mamária*

O impacto da reconstrução mamária imediata nas pacientes com doença localmente avançada tratadas por QTneo é constantemente discutida, parecendo aumentar discretamente a morbidade cirúrgica inicial, sem comprometer o início do tratamento sistêmico e as taxas de sobrevida total e livre de doença. As taxas de recidiva local e metástase a distância também não são maiores que as pacientes que realizam mastectomia radical modificada sem reconstrução imediata. A indicação de reconstrução imediata deve ser individualizada, não havendo contraindicação formal. Deve-se ter em mente que essas pacientes serão submetidas à radioterapia adjuvante, e os seus efeitos sobre a reconstrução devem ser considerados. A paciente deve ser informada dos riscos e benefícios das técnicas para cada caso.

Casos de pior prognóstico, com doença extensa (T4), subtipos triplo-negativo e HER2 e/ou progressão de doença durante o tratamento neoadjuvante possuem pior prognóstico com altos índices de recidiva local em curto prazo. Nesses casos, deve-se considerar evitar a reconstrução imediata ou adiá-la para um segundo momento (tardia).

## Radioterapia adjuvante

A radioterapia adjuvante é parte integrante do tratamento dos CMLA. Como rotina, a radioterapia adjuvante deve ser recomendada para todas as pacientes com diagnóstico de CMLA, independentemente do grau de resposta à QTneo.

No Setor de Mastologia da Disciplina de Ginecologia da Faculdade de Medicina da Universidade de São Paulo (FMUSP), recomenda-se a conduta para avaliação e tratamento do CMLA descrita na Figura 16.1.

**Figura 16.1. Conduta para avaliação e tratamento do câncer de mama localmente avançado**

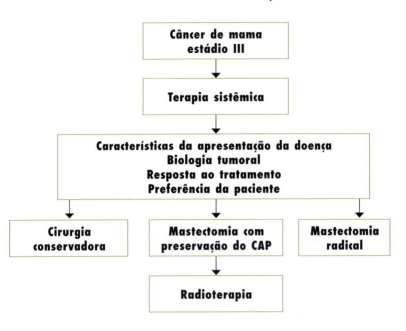

CAP: complexo areolopapilar.

## Leituras recomendadas

Baracat EC, editor. Condutas em ginecologia baseada em evidências – protocolos assistenciais – clínica ginecológica – Hospital das Clínicas da FMUSP. São Paulo: Atheneu; 2016.

Bear HD, Anderson S, Smith RE, Geyer CE, Mamounas EP, Fisher B et al. Sequential preoperative or postoperative docetaxel added to preoperative doxorubicin plus cyclophosphamide for operable breast cancer: National Surgical Adjuvant Breast and Bowel Project Protocol B-27. Journal of Clinical Oncology. 2006;24(13):2019-27.

Boughey JC, Suman VJ, Mittendorf EA, Ahrendt GM, Wilke LG, Taback B et al. Sentinel Lymph Node Surgery After Neoadjuvant Chemotherapy in Patients With Node-Positive Breast Cancer The ACOSOG Z1071 (Alliance) Clinical Trial. Jama-Journal of the American Medical Association. 2013;310(14):1455-61.

Fisher B, Bryant J, Wolmark N, Mamounas E, Brown A, Fisher ER et al. Effect of preoperative chemotherapy on the outcome of women with operable breast cancer. Journal of Clinical Oncology. 1998;16(8):2672-85.

Hortobagyi GN. Comprehensive management of locally advanced breast cancer. Cancer. 1990;66(6 Suppl):1387-91.

King TA, Morrow M. Surgical issues in patients with breast cancer receiving neoadjuvant chemotherapy. Nature Reviews Clinical Oncology. 2015;12(6):335-43.

Kuehn T, Bauerfeind I, Fehm T, Fleige B, Hausschild M, Helms G et al. Sentinel-lymph-node biopsy in patients with breast cancer before and after neoadjuvant chemotherapy (SENTINA): a prospective, multicentre cohort study. Lancet Oncology. 2013;14(7):609-18.

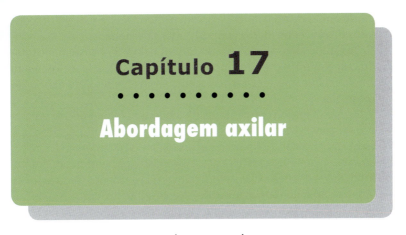

# Capítulo 17

## Abordagem axilar

Jonathan Yugo Maesaka
José Roberto Morales Piato
José Roberto Filassi

## Introdução

A abordagem cirúrgica do câncer de mama passou por grandes modificações desde os primeiros relatos da doença. Nos estudos anatômicos de Ambroise Paré, por volta do ano de 1500, já se descreviam as associações entre a doença que acomete a mama e o acometimento conjunto da axila. Cerca de 500 anos depois, a cirurgia definida por Halsted padroniza a abordagem conjunta da axila como parte do tratamento cirúrgico padrão do câncer de mama.

No estudo de Fisher e colaboradores, identifica-se a capacidade prognóstica do *status* axilar. Assim, o número de linfonodos axilares acometidos pela doença é diretamente proporcional à mortalidade. Além disso, por muito tempo, considerou-se que o rigoroso esvaziamento axilar teria capacidade terapêutica local, diminuindo os riscos de uma recidiva local (ainda que associado a morbidades importantes, como o linfedema). Porém, com a identificação precoce do câncer, associado a melhores linhas de adjuvância, a linfadenectomia sistemática em todos os casos de câncer de mama começou a ser questionada.

Os estudos iniciais do linfonodo sentinela (LS), consolidados pelos trabalhos de Krag e Giuliano, viabilizaram a biópsia do linfonodo sentinela (BLS) como técnica de escolha em pacientes com câncer de mama inicial.

O entendimento crescente da biologia tumoral modificou o tratamento do câncer. As relações tumor-paciente, bem como distintas características tumorais definem a necessidade do tratamento sistêmico, e não exclusivamente o *status* axilar. Além disso, pacientes com grande quantidade de doença axilar se tornaram cada vez menos frequentes (p. ex.: apenas um linfonodo acometido). Nesse contexto, uma série de ferramentas foram elaboradas visando auxiliar o cirurgião a caracterizar o benefício real do esvaziamento axilar (EA). Nomogramas com base em dados epidemiológicos ofereciam a médicos e pacientes dados numéricos do risco de acometimento axilar. E estudos demonstram que, em pacientes com baixa carga tumoral linfonodal, o LS por si oferece bom controle local.

## Indicações para linfonodo sentinela na cirurgia primária

Indica-se a BLS às pacientes (cT1,2,3) com axilas clinicamente negativas.

## Linfonodo sentinela positivo na cirurgia primária

Em pacientes com menos de três LS positivos para macrometástase, que serão submetidas à cirurgia conservadora e radioterapia adjuvante, consideramos que a linfadenectomia axilar não é obrigatória. Nos casos em que o LS está comprometido e apresenta invasão extracapsular devemos levar em consideração outros aspectos do tumor para decidir pela não reabordagem axilar.

Em pacientes com LS positivos para micrometástase, a linfadenectomia axilar não deve ser indicada.

# Casos específicos

## Carcinoma ductal *in situ*

A BLS é realizada em pacientes com diagnóstico de carcinoma ductal *in situ* (CDIS) nas seguintes situações:
- » Nódulo no exame clínico ou de imagem.
- » Lesão extensa (acima de 4 cm).
- » Quando mastectomia for realizada.

## Gestantes

A abordagem axilar na cirurgia mamária de pacientes gestantes deve seguir as mesmas indicações que orientam o tratamento fora da gestação, com a exceção de que o azul patente não deve ser utilizado na gestação (consultar Capítulo 31).

## Tumores multicêntricos

O LS pode ser realizado em pacientes com tumores multicêntricos.

# Indicações para linfadenectomia axilar na cirurgia primária

A linfadenectomia axilar é indicada nas seguintes condições:
- » Pacientes com indicação de cirurgia primária e com axila clinicamente positiva antes da cirurgia (cN1, 2, 3).
- » Pacientes com tumores T4.
- » Falha na identificação do LS.

Assim como o LS pode ser suficiente mesmo quando metastático, a linfadenectomia não precisa ser tão radical em axilas pouco comprometidas clinicamente, visto que 97% dos linfonodos metastáticos se encontram no nível 1 da axila e, portanto, apesar de poucos dados na literatura, a dissecção do nível 1 e 2 deve ser suficiente e a abordagem do nível 3 não deve ser a regra.

Nos casos de axilas clinicamente muito comprometidas, o nível 3 deve ser incluído, assim como os linfonodos interpeitorais (Rotter) que normalmente não são ressecados na cirurgia axilar radical.

A abordagem axilar na neoadjuvância é discutida no Capítulo 21.

No Setor de Mastologia da Disciplina de Ginecologia da Faculdade de Medicina da Universidade de São Paulo (FMUSP), recomenda-se o emprego do LS na cirurgia primária da mama, conforme descrito na Figura 17.1, já a abordagem na linfadenectomia axilar, encontra-se na Figura 17.2.

## Figura 17.1. Conduta no LS em cirurgia primária da mama

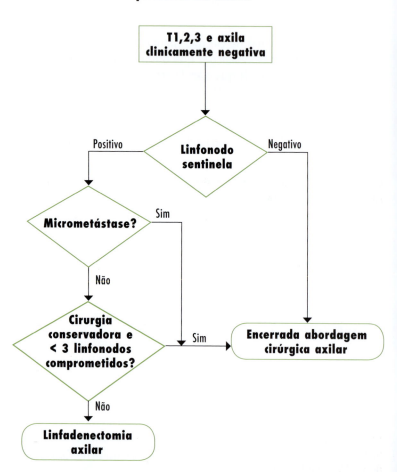

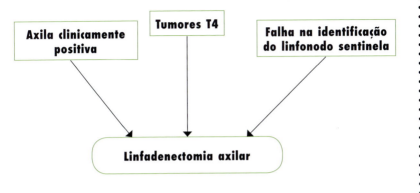

**Figura 17.2. Abordagem na linfadenectomia axilar na cirurgia primária da mama**

---

Referências recomendadas

Fisher B, Jeong JH, Anderson S, Bryant J, Fisher ER, Wolmark N. Twenty-five-year follow-up of a randomized trial comparing radical mastectomy, total mastectomy, and total mastectomy followed by irradiation. N Engl J Med. 2002 Aug 22;347(8):567-75.

Galimberti V, Cole BF, Zurrida S, Viale G, Luini A, Veronesi P et al.; International Breast Cancer Study Group Trial 23-01 investigators. Axillary dissection versus no axillary dissection in patients with sentinel-node micrometastases (IBCSG 23-01): a phase 3 randomised controlled trial. Lancet Oncol. 2013;14(4):297-305.

Giuliano AE, Ballman KV, McCall L, Beitsch PD, Brennan MB, Kelemen PR et al. Effect of axillary dissection vs no axillary dissection on 10-year overall survival among women with invasive breast cancer and sentinel node metastasis: the ACOSOG Z0011 (Alliance) randomized clinical trial. JAMA. 2017;318(10):918-926.

Krag DN, Anderson SJ, Julian TB, Brown AM, Harlow SP, Costantino JP et al. Sentinel-lymph-node resection compared with conventional axillary-lymph-node dissection in clinically node-negative patients with breast cancer: overall survival findings from the NSABP B-32 randomised phase 3 trial. Lancet Oncol. 2010;11(10):927-33.

van la Parra RF, Ernst MF, Bevilacqua JL, Mol SJ, Van Zee KJ, Broekman JM et al. Validation of a nomogram to predict the risk of nonsentinel lymph node metastases in breast cancer patients with a positive sentinel node biopsy: validation of the MSKCC breast nomogram. Ann Surg Oncol. 2009;16(5):1128-35.

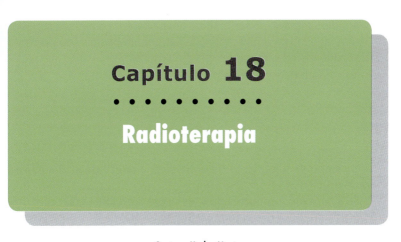

Gustavo Nader Marta
Silvia Radwanski Stuart

# Indicações de radioterapia
## Carcinoma lobular *in situ* (CLIS)
Não há indicação de radioterapia (RT) adjuvante após cirurgia conservadora.

## Carcinoma ductal *in situ* (CDIS)
» Após cirurgia conservadora: RT de toda a mama.
» Após mastectomia: se margens positivas.

Considerar não realizar radioterapia adjuvante se: idade ≥ 70 anos e margem negativa e tumor ≤ 15 mm e grau 1 ou 2 sem comedonecrose.

## Carcinoma invasor pT1-pT2 pN0M0 ou N1mic
» Após cirurgia conservadora: RT de toda a mama. N1mic não indicar RT da drenagem de rotina.
» Após mastectomia: se margens positivas.

A radioterapia pode ser omitida em pacientes com idade superior a 70 anos de idade, com receptor de estrogênio positivo que receber pT1pN0, que farão hormonioterapia e margens livres. Avaliar, nesse cenário, as comorbidades e perspectiva de vida da paciente.

## Carcinoma invasor pT1-pT2pN1M0 (1 a 3 linfonodos axilares positivos)

### *Após cirurgia conservadora*

O campo de tratamento deve envolver a região da mama e fossa supraclavicular (FSC).

Se a paciente for submetida à dissecção linfonodal axilar com menos de 10 linfonodos dissecados, incluir no campo de RT os níveis axilares de I a III.

### *Após mastectomia*

O campo de tratamento deve envolver a região da mama e FSC.

Considerar omitir a RT em pacientes idosas com baixo risco de recorrência: graus histológicos 1/2, tumor < 4 cm, ausência de invasão angiolinfática, ausência de extensão extracapsular e perfil molecular luminal.

Se paciente for submetida à dissecção linfonodal axilar com menos de 10 linfonodos dissecados, incluir no campo de RT os níveis axilares de I a III.

## Carcinoma invasor pT3-pT4NxM0 e pT1-pT2pN2-3M0

### *Após cirurgia conservadora*

O campo de tratamento deve envolver a região da mama e FSC.

A cadeia mamária interna deverá ser incluída se houve comprovação histológica de seu acometimento ou imagem radiológica altamente suspeita. Considerar incluir região de cadeia mamária interna, especialmente se tumor primário localizado nas regiões mediais da mama.

### *Após mastectomia*

O campo de tratamento deve envolver a região da mama e FSC.

A cadeia mamária interna deverá ser incluída se houve comprovação histológica de seu acometimento ou imagem radiológica altamente suspeita. Considerar incluir região de cadeia mamária interna, especialmente se tumor primário localizado nas regiões mediais da mama.

### *Situações especiais*

Após cirurgia conservadora ou mastectomia:
- » T3N0: RT de mama/parede torácica.
- » T4N0: RT de mama/parede torácica.

Considerar inclusão da região de FSC.

Tipos histológicos de câncer de mama não habituais: carcinoma metaplásico, cistossarcoma filodes, carcinoma adenoide cístico, linfomas, entre outros, deverão ser tratados conforme o estadiamento e o comportamento biológico específico de cada um.

## Reforço de dose (*boost*)

O *boost* no leito tumoral se: após cirurgia conservadora em pacientes com CDI com as seguintes características: idade < 60 anos e grau 3 tumoral; CDI ou CDIS com margens positivas na impossibilidade de ampliação de margens.

## Pacientes em *status* após: neoadjuvância

Observar o estádio clínico pré-tratamento e a extensão da cirurgia realizada para a definição de conduta adjuvante.

## Pacientes submetidas a cirurgias conservadoras de pele/complexo areolopapilar (*skin sparing mastectomy*, adenomastectomia)

Na ausência de dado de alto nível de evidência sobre a equivalência dessas modalidades cirúrgicas em comparação com mastectomias, é favorecida a RT adjuvante conforme as indicações de cirurgia conservadora. Casos que necessitem de individualização de conduta deverão ser discutidos com todo o grupo.

## Recomendações referentes ao *timing* do tratamento

- » Nas pacientes submetidas à cirurgia sem quimioterapia, com hormonioterapia, é aceitável intervalo de três meses até o início da RT;

» Nas pacientes submetidas à cirurgia e quimioterapia adjuvante, é aceitável um intervalo de no máximo dois meses entre a cirurgia e a radioterapia;
» Casos fora desse *timing* deverão ser discutidos com o grupo.

## Considerações referentes ao uso de hormonioterapia durante a radioterapia

A hormonioterapia não deve ser suspensa durante a radioterapia.

## Indicação de radioterapia hipofracionada

» Idade ≥ 50 anos ao diagnóstico.
» Ausência de reconstrução autóloga ou com prótese ou expansor, exceto em protocolo.
» Margens negativas.
» Ausência de indicação de irradiação nodal, exceto em pacientes acima de 70 anos de idade.
» CDIS ou invasor.
» Homogeneidade do tratamento de modo que não haja uma variação de dose acima de 108% (≤ 50% PTV ≥ 108% da dose = D50% ≤ 43,3 Gy e Dmax ≤ 46 Gy).

## Doses de tratamento

» Convencional: 2 Gy/dia com dose total de 50 Gy.
» Hipofracionamento: 2,67 Gy/dia com dose total de 40,05 Gy.
» Boost: convencional: 2 Gy/dia com dose total de 10 Gy; hipofracionado: 2,67 Gy/dia com dose total de 8,01 Gy.

## Pacientes metastáticas/oligometastáticas

A indicação de radioterapia adjuvante em pacientes metastáticas/oligometastáticas submetidas à cirurgia radical do tumor primário deverá ser discutida em reuniões do grupo de mama.

A radioterapia paliativa da mama deverá ser indicada nas pacientes com doença presente e sem indicação de cirurgia que apresentem sintomas locais relacionados com a doença (dor, sangramento, odor etc.).

A indicação de radioterapia adjuvante de pacientes oligossintomáticas deverá contemplar pacientes jovens com perfil molecular favorável.

Se metástase óssea única, com resposta completa em paciente jovem, avaliar possibilidade de tratamento ablativo com radioterapia (SBRT) para a lesão óssea.

Para todas as pacientes em idade fértil, deverá ser verificado ou solicitado beta-HCG na primeira consulta da radioterapia.

No Setor de Mastologia da Disciplina de Ginecologia da Faculdade de Medicina da Universidade de São Paulo (FMUSP), recomenda-se a conduta para indicação de radioterapia no carcinoma ductal *in situ* descrita na Figura 18.1, a conduta para indicação de radioterapia no carcinoma invasor pT1-2 pN0M0 descrita na Figura 18.2, a conduta para indicação de radioterapia no carcinoma invasor pT1-2 N1M0 descrita na Figura 18.3 e a conduta para indicação de radioterapia no carcinoma invasor pT3-4NxM0 e pT1-2N2-3M0 descrita na Figura 18.4.

### Figura 18.1. Conduta para indicação de radioterapia no carcinoma ductal *in situ*

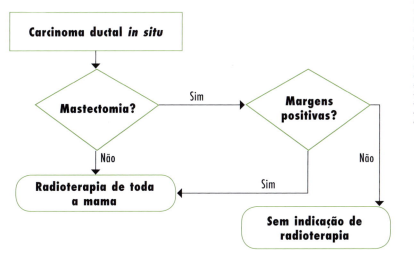

**Figura 18.2. Conduta para indicação de radioterapia no carcinoma invasor pT1-2 pN0M0**

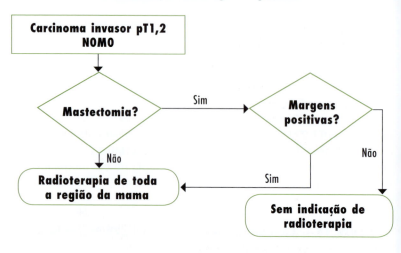

**Figura 18.3. Conduta para indicação de radioterapia no carcinoma invasor pT1-2 N1M0**

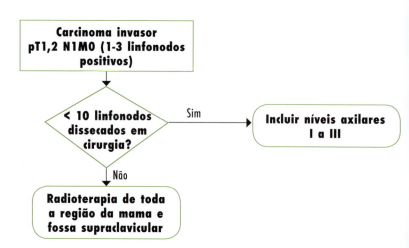

**Figura 18.4. Conduta para indicação de radioterapia no carcinoma invasor pT3-4NxM0 e pT1-2N2-3M0**

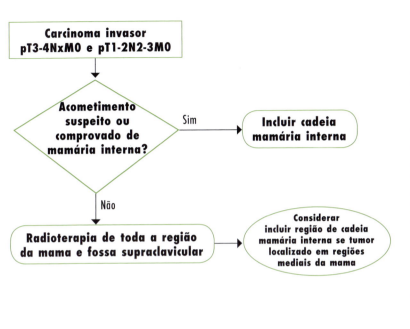

## Referências consultadas

Bartelink H, Maingon P, Poortmans P, Weltens C, Fourquet A, Jager J et al.; European Organisation for Research and Treatment of Cancer Radiation Oncology and Breast Cancer Groups. Whole-breast irradiation with or without a boost for patients treated with breast-conserving surgery for early breast cancer: 20-year follow-up of a randomised phase 3 trial. Lancet Oncol. 2015;16(1):47-56.

Cuzick J, Stewart H, Rutqvist L, Houghton J, Edwards R, Redmond C et al. Cause specific mortality in long-term survivors of breast cancer who participated in trials of radiotherapy. J Clin Oncol. 1994;12:447.

EBCTCG (Early Breast Cancer Trialists' Collaborative Group), McGale P, Taylor C, Correa C, Cutter D, Duane F et al. Effect of radiotherapy after mastectomy and axillary surgery on 10-year recurrence and 20-year breast cancer mortality: meta-analysis of individual patient data for 8135 women in 22 randomised trials. Lancet. 2014;383(9935):2127-35.

Haviland JS, Owen JR, Dewar JA, Agrawal RK, Barrett J, Barrett-Lee PJ et al. The UK Standardisation of Breast Radiotherapy (START) Trial B of radiotherapy hypofractionation for treatment of early breast cancer: a randomised trial. Lancet Oncol. 2013;14(11):1086-94.

Marta GN, de Moraes FY. Postoperative nodal irradiation in breast cancer patients with 1 to 3 axillary lymph nodes involved: the debate continues. Expert Rev Anticancer Ther. 2015;15(11):1257-9.

Marta GN, Hanna SA, Martella E, Silva JL, Carvalho H de A. Early stage breast cancer and radiotherapy: update. Rev Assoc Med Bras (1992). 2011;57(4):459-64.

Marta GN, Poortmans PM, Buchholz TA, Hijal T. Postoperative radiation therapy after nipple-sparing or skin-sparing mastectomy: a survey of European, North American, and South American practices. Breast J. 2017;23(1):26-33.

Mauro GP, de Andrade Carvalho H, Stuart SR, Mano MS, Marta GN. Effects of locoregional radiotherapy in patients with metastatic breastcancer. Breast. 2016;28:73-8.

Smith BD, Bentzen SM, Correa CR, Hahn CA, Hardenbergh PH, Ibbott GS et al. Fractionation for whole breast irradiation: an American Society for Radiation Oncology (ASTRO) Evidence-Based Guideline. Int J Radiat Oncol Biol Phys. 2011;81:59-68.

START Trialists' Group., Bentzen SM, Agrawal RK, Aird EG, Barrett JM, Barrett-Lee PJ, Bliss JM et al. The UK Standardisation of Breast Radiotherapy (START) Trial A of radiotherapy hypofractionation for treatment of early breast cancer: a randomised trial. Lancet Oncol. 2008;9(4):331-41.

Valle LF, Agarwal S, Bickel KE, Herchek HA, Nalepinski DC, Kapadia NS. Hypofractionated whole breast radiotherapy in breast conservation for early-stage breast cancer: a systematic review and meta-analysis of randomized trials. Breast Cancer Res Treat. 2017;162(3):409-17.

Vrieling C, van Werkhoven E, Maingon P, Poortmans P, Weltens C, Fourquet A et al.; European Organisation for Research and Treatment of Cancer, Radiation Oncology and Breast Cancer Groups. Prognostic Factors for Local Control in Breast Cancer After Long-term Follow-up in the EORTC Boost vs No Boost Trial: A Randomized Clinical Trial. JAMA Oncol. 2017;3(1):42-8.

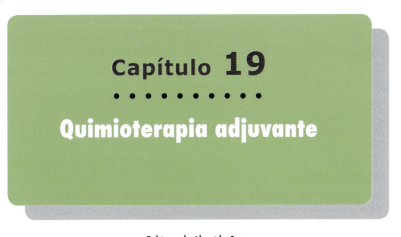

# Capítulo 19

## Quimioterapia adjuvante

Fabiano de Almeida Costa
Rodrigo Gonçalves
Laura Testa

## Introdução

A quimioterapia adjuvante é o tratamento sistêmico que se segue à cirurgia curativa, e tem como objetivo erradicar a doença microscópica, com o intuito de reduzir o risco de recorrência local e a distância. Quando corretamente indicada, a terapia sistêmica com quimioterapia melhora a sobrevida livre de recidiva e a sobrevida global.

A indicação de quimioterapia adjuvante deve levar em consideração o risco de recorrência, definida a partir da análise do subtipo de câncer de mama, suas características moleculares e estadiamento TNM. A análise de todos esses parâmetros permite dimensionar o quanto seria possível reduzir o risco de recorrência. Assim, uma avaliação inicial completa define a sequência mais adequada de tratamento.

## Avaliação de risco de recorrência

O estadiamento realizado pelo sistema TNM, estabelecido pelo American Joint Commmittee on Cancer (AJCC), está atualizado em sua 8ª edição. É o sistema mais utilizado para classificar os pacientes, de maneira a agrupá-los quanto ao risco de recorrência. Além de se basear no tamanho do tumor inicial, no acometimento linfonodal axilar e na ocorrência de metástase a distância, agora o AJCC também considera o grau histológico, o *status* de amplificação do gene *HER2* e da expressão de receptores de estrogênio e progesterona.

O AJCC considera ainda que os resultados de ensaios multigênicos sejam incorporados na análise de risco para os tumores com menos de 5 cm, sem acometimento linfonodal axilar, expressão de receptores hormonais positivo e *HER2* negativo.

Em seu manual, o AJCC cita o uso do Oncotype Dx, um teste genômico de 21 genes realizado por RT-PCR, em que uma pontuação menor que 11 indica prognóstico favorável, com risco de recorrência em cinco anos menor que 1%. Entretanto, existem outros ensaios multigênicos validados, como o Mammaprint, EndoPredict, PAM50 e o Breast Cancer Index. Esses testes não estão disponíveis na rede pública de saúde do Brasil.

## Classificação e indicação de quimioterapia adjuvante

Utilizando-se o sistema TNM, pode-se classificar os pacientes como portadores de tumores em estádio precoce, que inclui pacientes em estádio I, IIA e alguns com estádio IIB (T2N1), ou portadores de doença localmente avançada, que inclui os demais com estádio IIB (T3N0) e estádio III. Com relação ao perfil molecular, pode-se dividir os pacientes em três grandes grupos: responsivos a hormônio, *HER2* positivo e triplo negativo.

Deve-se levar em consideração ainda a condição clínica do paciente, suas comorbidades, expectativa de vida relacionada com outras patologias e idade. Cada vez mais se oferece tratamento sistêmico com quimioterapia para pacientes idosos que tem maior expectativa de vida, com base em avaliações geriátricas de saúde global, e apesar de os pacientes acima de 65 anos serem pouco representados nos estudos clínicos, não há uma idade de corte definida.

A quimioterapia adjuvante está indicada para pacientes com apresentação triplo negativo cujo tamanho seja maior ou igual a 0,5 cm (T1b ou maior), ou com acometimento linfonodal (nesse caso, independentemente do tamanho do tumor primário).

Pacientes com expressão de *HER2* devem receber quimioterapia em combinação com terapia-alvo molecular, quando o tamanho do tumor é maior que 1 cm ou com acometimento axilar linfonodal independentemente do tamanho do tumor primário. Para os pacientes com a lesão primária menor que 1 cm, o tratamento sistêmico é controverso, mas frequentemente recomendado, quando não expressam receptores hormonais.

A decisão de indicar tratamento quimioterápico adjuvante para pacientes responsivos a hormônio e *HER2* negativo é mais complexa. A maioria dos tumores menores que 1 cm e todos menores que 0,5 cm tem ótimo prognóstico com hormonioterapia isolada e não necessita de quimioterapia adjuvante. Os pacientes com estádio III tem indicação de tratamento sistêmico pelo maior benefício frente ao risco de recorrência.

Para os demais pacientes responsivos a hormônio e *HER2* negativo, a decisão de se indicar quimioterapia adjuvante deve ser individualizada. Em geral, os pacientes com baixo grau histológico, expressões fortes dos receptores hormonais e baixo índice de proliferação celular (avaliada pela marcação de Ki67) tem bom prognóstico com hormonioterapia isolada. Os pacientes com alto grau histológico, expressões fracas dos receptores hormonais e alto Ki67 terão maior benefício com quimioterapia adjuvante.

## Tratamento do paciente *HER2* negativo

Os esquemas de quimioterapia adjuvante de escolha mais frequentemente usados são os com base em antracíclicos e taxanos. Suas combinações podem variar de acordo com a preferência do oncologista clínico, da instituição e da região. O esquema mais utilizado no Instituto do Câncer do Estado de São Paulo (Icesp) é o AC-T, que consiste em doxorrubicina em combinação com ciclofosfamida a cada três semanas por quatro ciclos, seguido de paclitaxel semanal por oito semanas.

O benefício dessas duas classes de antineoplásicos foi demonstrado pela metanálise do grupo Early Breast Cancer Trialists Collaborative Group (EBCTCG) de 2012. A associação de um antracíclico (doxorrubicina ou epirrubicina) e um taxano (docetaxel ou paclitaxel) resultou em redução do risco de recorrência de pelo menos 35 para 30% (RR 0,84, 95% CI 0,78-0,91), em redução do risco de morte por câncer de mama de pelo menos 24 para 21% (RR 0,86, 95% CI 0,79-0,93) e em redução da mortalidade global de pelo menos 27 para 24% (RR 0,90, 95% CI 0,79-0,93).

Um esquema sem antraciclina aceitável é o TC, que consiste em docetaxel em combinação com ciclofosfamida a cada três semanas por quatro ciclos. É uma opção para os pacientes com axila negativa, forte expressão de receptores hormonais e menores que 1 cm, como demonstrado pelo estudo ABC Trials (combinação dos dados dos estudos USOR 06-090, NSABP B-46-I/USOR 07132 e NSABP B-49).

## Tratamento do paciente *HER2* positivo

O tratamento sistêmico do paciente com *status* positivo para amplificação do gene *HER2* deve ter base na associação de quimioterapia com trastuzumabe como terapia-alvo molecular. Os benefícios de se acrescentar trastuzumabe à quimioterapia foram confirmados em uma metanálise de 2012, com o *hazard ratio* para sobrevida global de 0,66 (95% CI 0,57-0,77) e para sobrevida livre de recidiva de 0,60 (95% CI 0,50-0,71).

O tratamento consiste em dose inicial de 8 mg/kg seguido de 6 mg/kg a cada três semanas por um ano. O estudo PHARE demonstrou que seis meses de tratamento é insuficiente, e o estudo HERA comprovou que não é necessário estender o tratamento para dois anos.

Como discutido anteriormente, tumores menores que 1 cm têm sua indicação de quimioterapia adjuvante questionável. O benefício do tratamento associado ao trastuzumabe para esses pacientes foi investigado por um estudo de braço único em que se associou paclitaxel e demonstrou uma sobrevida livre de recidiva em três anos de 99%. Esse estudo se baseou no achado de vários estudos retrospectivos que mostravam maior risco de recidiva para os pacientes que tinham amplificação de *HER2*.

Diversos esquemas de quimioterapia foram associados ao trastuzumabe no cenário adjuvante. Para a maioria dos pacientes em estádio II ou III, é preferível um esquema com base em antracíclico, seguido da combinação taxano com trastuzumabe. Os esquemas mais utilizados são as versões do AC-TH, apresentados nos estudos NSABP B-31 para axila positiva, e o NCCTG N-9831 para axila negativa, que consistem, basicamente, em quatro ciclos de doxorrubicina e ciclofosfamida a cada três semanas, seguido de paclitaxel (a cada três semanas no primeiro estudo, e semanal no segundo estudo) por 12 semanas, concomitante a trastuzumabe a cada três semanas.

Para os pacientes com contraindicação a antracíclicos, um esquema apropriado é o TCH, que consiste na associação de docetaxel, ciclofosfamida e trastuzumabe a cada três semanas por seis ciclos. Esse esquema foi avaliado pelo estudo BCIRG-006, que demonstrou superioridade em sobrevida livre de doença e sobrevida global para os esquemas AC-TH e TCH, quando comparados ao esquema AC-T. Esse estudo não teve poder suficiente para afirmar que os esquemas AC-TH e TCH são equivalentes.

No Setor de Mastologia da Disciplina de Ginecologia da Faculdade de Medicina da Universidade de São Paulo (FMUSP), recomenda-se a conduta da Figura 19.1 para avaliação e indicação de quimioterapia adjuvante.

### Figura 19.1. Conduta para avaliação e indicação de quimioterapia adjuvante

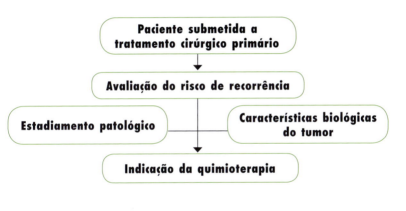

## Leituras sugeridas

Amin MB, Greene FL, Edge SB, Compton CC, Gershenwald JE, Brookland RK et al. The Eighth Edition AJCC Cancer Staging Manual: Continuing to build a bridge from a population-based to a more "personalized" approach to cancer staging. CA Cancer J Clin. 2017;67(2):93-9.

Blum JL, Flynn PJ, Yothers G, Asmar L, Geyer CE, Jacobs SA et al. Anthracyclines in early breast Cancer: The ABC Trials–USOR 06-090, NSABP B-46-I/USOR 07132, and NSABP B-49 (NRG Oncology). J Clin Oncol. 2017;35(23):2647-55.

Cameron D, Piccart-Gebhart MJ, Gelber RD, Procter M, Goldhirsch A, de Azambuja E et al. 11 years' follow-up of trastuzumab after adjuvant chemotherapy in HER2-positive early breast cancer: final analysis of the HERceptin Adjuvant (HERA) trial. Lancet. 2017;389(10075):1195-205.

Early Breast Cancer Trialists' Collaborative G, Peto R, Davies C, Godwin J, Gray R, Pan HC et al. Comparisons between different polychemotherapy regimens for early breast cancer: Meta-analyses of long-term outcome among 100.000 women in 123 randomised trials. Lancet. 2012;379(9814):432-44.

Henry NL, Somerfield MR, Abramson VG, Allison KH, Anders CK, Chingos DT et al. Role of patient and disease factors in adjuvant systemic therapy decision making for early-stage, operable breast cancer: American society of clinical oncology endorsement of cancer care Ontario guideline recommendations. J Clin Oncol. 2016;34(19):2303-11.

Martín M, Rodríguez-Lescure Á, Ruiz A, Alba E, Calvo L, Ruiz-Borrego M et al. Randomized phase 3 trial of fluorouracil, epirubicin, and cyclophosphamide alone or followed by paclitaxel for early breast cancer. J Natl Cancer Inst. 2008;100(11):805-14.

Moja L, Tagliabue L, Balduzzi S, Parmelli E, Pistotti V, Guarneri V et al. Trastuzumab containing regimens for early breast cancer (Review) Trastuzumab containing regimens for early breast cancer. Cochrane Libr. 2012;(4):4-6.

Pivot X, Romieu G, Debled M, Pierga JY, Kerbrat P, Bachelot T et al. 6 months versus 12 months of adjuvant trastuzumab for patients with HER2-positive early breast cancer (PHARE): A randomised phase 3 trial. Lancet Oncol. 2013;14(8):741-8.

Romond EH, Perez EA, Bryant J, Suman VJ, Geyer CE, Davidson NE et al. Trastuzumab plus Adjuvant Chemotherapy for Operable HER2-Positive Breast Cancer From the National Surgical Adjuvant Breast and Bowel Project, Pittsburgh. N Engl J Med. 2005;353(16):1673-84.

Santana IA, Oliveira JA, da Silva Lima JM, Testa L, Piato JRM, Hoff PM et al. Feasibility of two schedules of weekly paclitaxel in HER2-negative early breast cancer in a Brazilian community setting. Breast Cancer. 2016;23(2):261-5.

Slamon D, Eiermann W, Robert N, Pienkowski T, Martin M, Press M et al. Adjuvant Trastuzumab in HER2-Positive Breast Cancer. N Engl J Med. 2011;36514365(14):1273-83.

Sparano JA, Gray RJ, Makower DF, Pritchard KI, Albain KS, Hayes DF et al. Prospective Validation of a 21-Gene Expression Assay in Breast Cancer. N Engl J Med. 2015;373(21):2005-14.

Tolaney SM, Barry WT, Dang CT, Yardley DA, Moy B, Marcom PK et al. Adjuvant Paclitaxel and Trastuzumab for Node-Negative, HER2-Positive Breast Cancer. N Engl J Med. 2015;372(2):134-41.

# Capítulo 20

## Terapia endócrina adjuvante no câncer de mama

Rudinei Diogo Marques Linck
Laura Testa

## Introdução

Os avanços na medicina atual têm permitido que a maior parte dos diagnósticos de câncer de mama seja realizada ainda em fase de doença local ou locorregional, em que é possível oferecer tratamentos capazes de evitar definitivamente a recorrência futura da doença. Nesse cenário, o tratamento cirúrgico continua sendo imprescindível; entretanto, em boa parte das vezes, é insuficiente para atingir de maneira isolada a cura da doença.

Os tratamentos adjuvantes têm como objetivo complementar o tratamento cirúrgico e com isso diminuir o número de pessoas que sofrerão com a recorrência e morte pelo câncer de mama. Por se tratar de uma doença heterogênea, diferentes tratamentos foram desenvolvidos e estes são empregados de acordo com a extensão do comprometimento (estádio da doença) e, principalmente, de acordo com o subtipo da neoplasia. Cerca de 75% das neoplasias de mama são classificadas como "receptores hormonais positivos" (RH+), o que, pela definição clássica, inclui todas as neoplasias que expressam receptores de estrogênio ou de progesterona em pelo menos em 1% das células, identificado por exame de imuno-histoquímica.

A terapia endócrina constitui a base do tratamento adjuvante para virtualmente todas as neoplasias de mama RH+. Esse tratamento foi consolidado ao longo dos últimos anos, tanto pela sua efetividade quanto pelo seu favorável perfil de toxicidade. Com o objetivo de extrair o máximo de benefício dessa estratégia, diferentes maneiras de bloqueio hormonal vêm sendo utilizadas, seja pela escolha entre as diferentes classes de medicamento (tamoxifeno ou inibidores de aromatase), seja pelo período de tempo da sua indicação. Além disso, o estado menopausal da mulher continua tendo importância central na escolha da melhor estratégia de terapia endócrina adjuvante.

A definição do estado menopausal da mulher é de crucial importância para a escolha da estratégia de tratamento adjuvante no câncer de mama. Uma vez que boa parte dos tratamentos oncológicos – especialmente a quimioterapia – é capaz de induzir ao estado de supressão ovariana, a qual pode ser reversível em um período de tempo amplamente variável, a definição do estado menopausal da mulher deve ser estabelecida antes do início do tratamento oncológico. Para serem consideradas em pós-menopausa, as mulheres devem preencher os seguintes critérios: idade maior de 60 anos; ter sido submetida a ooforectomia bilateral ou, em caso de mulheres com menos de 60 anos, estar amenorreica há pelo menos 12 meses na ausência de tamoxifeno, quimioterapia ou supressão ovariana e apresentar estrogênio sérico e hormônio folículo estimulante (FSH) compatíveis com níveis de pós-menopausa. Mulheres em uso de tamoxifeno devem estar amenorreicas e com estrogênio sérico e FSH em níveis de pós-menopausa. Todas as mulheres que não preenchem claramente os critérios de pós-menopausa devem ser consideradas como em pré-menopausa.

## Mulheres em pré-menopausa

Por se tratar de uma doença amplamente heterogênea – fato determinado tanto pelas características intrínsecas da neoplasia quanto pelo grau de extensão do acometimento ao diagnóstico – o tratamento endócrino adjuvante deve ter sua "intensidade" individualizada. Apesar de ainda não existir consenso sobre quais são as características que definem maior ou menor risco de recorrência, é razoável utilizar fatores, como envolvimento linfonodal, tumores grandes, alto grau histológico, alto risco genômico (em testes como BCI ou OncoType DX, por exemplo) ou idade menor que 35 anos, para assim definir quais são as mulheres que devem considerar um tratamento mais "intenso".

Para as pacientes em pré-menopausa consideradas de maior risco para recorrência, a supressão ovariana associada a inibidor de aromatase (IA) é uma opção que tem ganhado preferência quando disponível. Essa recomendação tem base nos estudos SOFT e TEXT, em que, por análise de subgrupo, as pacientes com maior risco, que receberam a combinação de IA com supressão ovariana, obtiveram benefício em termos de sobrevida livre de progressão, quando comparadas àquelas que receberam apenas tamoxifeno, ambos tratamentos mantidos por cinco anos. Importante notar que a utilização de IA em pacientes em pré-menopausa implica na necessidade de supressão ovariana efetiva, caso contrário, uma opção é a utilização de supressão ovariana associada ao tamoxifeno.

Os efeitos colaterais associados à supressão ovariana em pacientes na pós-menopausa devem ser considerados e, portanto, essa indicação não se aplica para as pacientes com menor risco de recorrência. Nesse cenário, o tratamento padrão continua sendo a terapia endócrina adjuvante com tamoxifeno sem supressão ovariana. Para as pacientes que completaram cinco anos de tamoxifeno adjuvante, existem evidências que demostram benefício em sobrevida livre de recorrência no tratamento estendido até dez anos – como os estudos ATLAS e aTTom, que randomizaram cinco anos adicionais de tamoxifeno ou placebo; e o estudo MA17, que, entre as pacientes que estavam em pós-menopausa, randomizou para cinco anos adicionais de IA ou placebo. Portanto, o tratamento estendido para dez anos (seja com tamoxifeno exclusivo, seja com mais cinco anos de IA) pode ser considerado para as pacientes que não foram candidatas à terapia com supressão ovariana.

## Mulheres em pós-menopausa

Para as mulheres em pós-menopausa, tanto o tamoxifeno quanto os IA mostraram ser efetivos na terapia endócrina adjuvante. Entretanto, a indicação preferencial é para a utilização de IA em algum momento do tratamento, por pelo menos dois anos (com equivalência entre as diferentes opções de medicamentos dessa classe), uma vez que o uso de tamoxifeno por cinco anos mostrou ser inferior ao uso de IA por cinco anos ou a utilização combinada de tamoxifeno e IA por cinco anos de maneira sequencial (*switch*) no tratamento adjuvante das mulheres em pós-menopausa.

O tratamento estendido até dez anos, após cinco anos de terapia endócrina que tenha incluído IA (seja cinco anos exclusivamente com IA, seja *switch* entre tamoxifeno e IA nesse período), parece trazer benefício em termos de sobrevida livre de progressão em pelo menos um estudo; entretanto, esses dados são conflitantes com outros resultados. O estudo MA17R demonstrou que a manutenção de letrozol por mais cinco anos, após os cinco primeiros anos de IA (incluindo pacientes que fizeram até cinco anos de tamoxifeno antes do IA) é capaz de aumentar sobrevida livre de progressão; entretanto, sem demonstrar benefício em sobrevida global e com considerável toxicidade óssea (dor, fratura e osteoporose). Além disso, resultados dos estudos NSABP-B42, DATA trial e IDEAL trial mostraram não haver benefício com terapia estendida com letrozol após cinco anos de tratamento que tenha incluído IA.

## Bisfosfonatos

Os cuidados para a manutenção da saúde óssea das pacientes com câncer de mama devem fazer parte do tratamento oncológico, uma vez que tanto a terapia endócrina quanto a quimioterapia e, eventualmente, a supressão ovariana utilizadas no tratamento dessas pacientes interferem diretamente na aceleração da perda mineral óssea. Orientações sobre estilo de vida saudável, atividade física regular e aporte adequado de cálcio e vitamina D devem ser reforçadas. Os pacientes com diagnóstico estabelecido de osteoporose devem ser adequadamente tratados. Mulheres em pré-menopausa com amenorreia induzida pelo tratamento (secundário à quimioterapia ou à supressão ovariana) estão em risco aumentado para perda mineral óssea e a utilização de bisfosfonatos nesse cenário mostrou ser capaz de preservar a densidade mineral óssea. Da mesma maneira, mulheres em pós-menopausa em uso de IA também parecem se beneficiar com o uso de bisfosfonatos ou denosumab na manutenção da saúde óssea. Por outro lado, a redução de mortalidade por câncer de mama com a utilização de bisfosfonatos (zoledronato ou clodronato) parece ser discreta e estar restrita apenas às pacientes em pós-menopausa e com maior risco de recorrência, e, portanto, não está recomendada de maneira rotineira no Instituto do Câncer do Estado de São Paulo (Icesp).

## Câncer de mama masculino

Câncer de mama em homens é uma entidade rara e corresponde a cerca de 0,5 a 1% dos diagnósticos de neoplasias mamárias. No contexto de risco hereditário, o diagnóstico de câncer de mama masculino deve ser um forte indício para a indicação de investigação adicional. A indicação de tratamento endócrino adjuvante para homens com câncer de mama RH+ tem base em analogia ao tratamento de mulheres e em alguns estudos retrospectivos. Nesse contexto, o tamoxifeno é o tratamento preferencial, com dados insuficientes para a indicação dos IA.

No Setor de Mastologia da Disciplina de Ginecologia da Faculdade de Medicina da Universidade de São Paulo (FMUSP), recomenda-se a conduta da Figura 20.1 para avaliação e indicação de terapia endócrina adjuvante.

**Figura 20.1. Conduta para avaliação e indicação de terapia endócrina adjuvante**

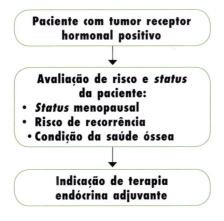

## Referências consultadas

Davies C, Pan H, Godwin J, Gray R, Arriagada R, Raina V et al. Long-term effects of continuing adjuvant tamoxifen to 10 years versus stopping at 5 years after diagnosis of oestrogen receptor-positive breast cancer: ATLAS, a randomised trial. Lancet (London, England). 2013 Mar 9;381(9869):805-16.

Early Breast Cancer Trialists' Collaborative Group (EBCTCG). Adjuvant bisphosphonate treatment in early breast cancer: meta-analyses of individual patient data from randomised trials. Lancet (London, England). 2015 Oct 3;386(10001):1353-61.

Francis PA, Regan MM, Fleming GF, Láng I, Ciruelos E, Bellet M et al. Adjuvant ovarian suppression in premenopausal breast cancer. N Engl J Med. 2015 Jan 29;372(5):436-46.

Goss PE, Ingle JN, Pritchard KI, Robert NJ, Muss H, Gralow J et al. Extending Aromatase-Inhibitor Adjuvant Therapy to 10 Years. N Engl J Med. 2016 Jul 21;375(3):209-19.

Regan MM, Francis PA, Pagani O, Fleming GF, Walley BA, Viale G et al. Absolute benefit of adjuvant endocrine therapies for premenopausal women with hormone receptor-positive, human epidermal growth factor receptor 2-negative early breast cancer: TEXT and SOFT Trials. J Clin Oncol. 2016 Jul 1;34(19):2221-31.

# Capítulo 21

# Terapia neoadjuvante do câncer de mama

Laura Testa
Fernanda Barbosa Coelho Rocha
Flavia Abranches Corsetti Purcino
José Roberto Morales Piato

## Definição e critérios

A terapia sistêmica neoadjuvante (TSN) consiste na administração pré-operatória de quimioterapia neoadjuvante (QTneo) ou terapia endócrina neoadjuvante (TEneo) em paciente com câncer de mama não metastático. A magnitude do benefício da TSN em aumentar a sobrevida global ou a sobrevida livre de doença não está estabelecida; no entanto, diversos estudos nesse cenário obtiveram resultados que tornaram a TSN uma opção plausível para o tratamento de pacientes com câncer de mama operável.

Alguns critérios devem ser garantidos previamente à administração da TSN:

- » Diagnóstico histológico e imuno-histoquímco do tumor.
- » Clipagem do tumor para posterior avaliação do leito tumoral pelo radiologista, cirurgião e patologista.
- » Avaliação adequada de linfonodos axilares com ultrassonografia e punção aspirativa por agulha fina (PAAF), caso o linfonodo seja suspeito ou clinicamente positivo.

A marcação do linfonodo biopsiado com clipe ou tatuagem deve ser considerada, a fim de permitir a confirmação da sua exérese no momento da cirurgia definitiva.

## Indicações de quimioterapia neoadjuvante

A QTneo permite a avaliação *in vivo* da resposta tumoral à terapia sistêmica, ou seja, permite que se observe a resposta clínica e patológica da doença ao tratamento indicado. Nos casos em que ocorre a redução do volume tumoral inicial (*downstaging*), a cirurgia conservadora que se segue não requer a exérese de toda a área inicial da doença, resultando em menores taxas de indicação de mastectomia e linfadenectomia axilar (morbidade cirúrgica), sem aumentar o risco de recorrência locorregional. Além desses efeitos desejáveis, a QTneo permite o tratamento de micrometástases subclínicas não detectadas previamente. Durante a QTneo, pode-se ganhar tempo para investigação de mutações genéticas e para programação de reconstrução mamária, caso já esteja indicada mastectomia.

**Tabela 21.1. Indicações de quimioterapia neoadjuvante**

| Indicações absolutas | Indicações relativas |
|---|---|
| Carcinoma inflamatório | Relação tumor/mama desfavorável |
| T4 | Minimizar abordagem axilar |
| N2 ou N3 | |

Fonte: Elaborada pelos autores.

Em algumas situações, no entanto, a cirurgia *upfront* deve ser indicada:
1. Tumores ulcerados com supuração, odor fétido ou sangrante.
2. Incerteza quanto à indicação de QT ou diagnóstico.
3. Alguns casos de "verdadeira" multicentricidade, em que pode haver interesse em se avaliar melhor o perfil biológico de todos os focos da doença.

Uma vez estabelecida a indicação de terapia sistêmica, sua administração poderá ser no período pré ou pós-operatório; porém, no cenário neoadjuvante, a indicação deve ser clara para não existir o risco de *overtreatment*. Especialmente no cenário atual em que estudos moleculares podem ser valorizados para indicação de tratamento quimioterápico e seleção de drogas oncológicas.

A biologia da doença deve ser um dos pilares da indicação da TSN. Pacientes com tumores de alto grau com receptor de estrogênio (RE) negativo e/ou *HER2* positivo são mais propensos a terem melhor resposta ao tratamento, inclusive de apresentarem resposta patológica completa (pCR), quando comparados aos portadores de tumores de baixo grau e RE positivo.

O esquema ideal de QT deve incluir antracíclicos e taxanos. Essas drogas produzem taxa de resposta objetiva, parcial ou completa, em torno de 50 a 70% em pacientes não expostas previamente à QT. Os taxanos são particularmente eficientes nas pacientes resistentes aos antracíclicos. A escolha do protocolo de QT a ser empregado baseia-se em variáveis clínicas e biológicas.

A terapia-alvo deve ser usada em associação à QTneo em pacientes com *HER2* superexpresso. A adição de trastuzumabe à QTneo aumenta as taxas de resposta patológica completa em 40 a 50% e reduz significativamente o risco de recorrência.

Nesse mesmo cenário, o uso do duplo bloqueio com trastuzumabe e pertuzumabe associado à QT com docetaxel tem demonstrado taxas superiores de pCR, quando comparado ao bloqueio único com trastuzumabe (45,8% × 29%) – dados do estudo NeoSphere. O lapatinibe, inibidor de tirosina quinase, quando associado ao trastuzumabe e paclitaxel no cenário neoadjuvante também proporcionou maiores e mais significativas taxas de pCR, quando comparado ao trastuzumabe e paclitaxel – dados do estudo NeoALTTO.

O risco de progressão de doença durante a QT é relativamente baixo, inferior a 5% e deve ser abordado com troca da medicação, radioterapia ou cirurgia.

## Definições de resposta, *downstaging* e progressão (Quadro 21.1)

**Quadro 21.1. Definições de resposta ao tratamento**

| | |
|---|---|
| **Resposta parcial** | Regressão do tumor > 30% |
| **Resposta completa** | Desaparecimento completo do tumor |
| **Progressão de doença** | Aumento > 20% do tumor (em relação ao menor tamanho alcançado pelo tumor após o início do tratamento – seu maior diâmetro) ou aparição de lesão nova |
| **Doença estável** | Qualquer resultado que não qualifique como resposta ou progressão |
| **Resposta patológica completa (pCR)** | Ausência de tumor na mama e nos linfonodos ao exame anatomopatológico cirúrgico |
| ***Downstaging*** | Regressão do estádio da doença, em caso de boa resposta |

Fonte: Elaborado pelos autores.

## Cirurgia mamária

A realização da QTneo possibilita menor indicação de mastectomias por tumor volumoso (Figura 21.1). No estudo NSABP B18, observou-se conversão de 27% de mastectomia para cirurgia conservadora (CC) após QTneo. Não houve aumento significativo da recorrência local nos dois grupos, quando a indicação inicial era de CC, mas, quando houve conversão de mastectomia para CC, observou-se maior recidiva local. Alguns autores consideram que pode ser benéfica a obtenção de margens maiores para a redução da recorrência local nessa situação, mas esse dado não é consensual. A sobrevida global não foi modificada pelo tipo de cirurgia, indicação de QTneo ou adjuvante.

**Figura 21.1. Abordagem cirúrgica na quimioterapia neoadjuvante**

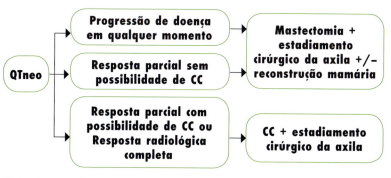

CC: cirurgia conservadora.

*Fonte: Adaptada de NCCN, 2019.*

## Cirurgia axilar

A abordagem axilar divide-se em três cenários:
1. Pacientes com axila negativa ao diagnóstico (cN0).
2. Pacientes com axila positiva após a realização de QTneo (ycN+).
3. Pacientes com axila positiva pré-QTneo e negativa após (cN+ → ycN0).

## cN0

Inúmeros estudos já conseguiram demonstrar a segurança da realização da biópsia de linfonodo sentinela (BLS) em pacientes cN0 submetidas a QTneo. Uma série grande do MD Anderson mostrou taxa de identificação do LS de 97,4%, semelhante à taxa de identificação de 98,7% em pacientes não submetidas a QTneo (p = 0,017). As taxas de falso-negativos (TFN) também foram semelhantes, 5,9% *versus* 4,1%. Após seguimento de 47 meses, a taxa de recidiva local foi de 1,2% nas pacientes que fizeram QTneo e 0,9% naquelas que foram submetidas à cirurgia, diferença estatisticamente não significante.

O NSABP B-27 é um estudo grande, multicêntrico, que avaliou a BLS após QTneo. A TFN foi de 11% e o sentinela foi adequadamente encontrado em 84,8% dos casos. A TFN caiu para 8% quando o radioisótopo foi usado em conjunto com o azul patente. Assim, consideramos o BLS tratamento padrão em pacientes cN0.

## cN+ → ycN0

A realização de BLS em pacientes ycN0 após QTneo está associada a índices cada vez maiores de pCR. Isso se torna ainda mais relevante em casos de pacientes com RE negativo e/ou *HER2* positivo, em que as taxas de pCR chegam a 50%.

O SENTINA é um estudo prospectivo realizado pelo German Breast Group com quatro braços. Foram incluídas 1.737 pacientes submetidas à QTneo, com esquema com base em antracíclicos. Do total de pacientes, 715 tinham axila positiva ao diagnóstico. O braço C avaliou as pacientes com cN+ → ycN0 (clinicamente e por avaliação ultrassonográfica; N = 592). Essas pacientes foram submetidas à BLS seguida de dissecção axilar (DA). A taxa de identificação do LS nesse grupo foi de 80,1% e a TFN de 14,2%. No entanto, a TFN foi menor quando três ou mais linfonodos foram removidos (7,3%), o que foi melhorado quando se utilizou a dupla técnica, com radioisótopo e azul patente.

O ACOSOG Z1071 avaliou a importância da BLS em pacientes com axila positiva comprovada por punção. Esse estudo de fase II incluiu 756 pacientes, T0-T4, N1 (comprovado por punção) ou N2. Das 663 pacientes N1, 649 completaram o esquema de QTneo e foram submetidas à BLS seguida de DA. Os cirurgiões foram estimulados a usar a técnica de dupla marcação e retirar pelo menos dois linfonodos. A taxa de identificação do LS foi de 92,9%. A TFN foi de 12,6%, mas o critério de sucesso do trabalho era atingir a TFN até 10%. No entanto, assim como aconteceu no SENTINA, a TFN caiu para 9,1%, quando três ou mais linfonodos eram retirados.

O estudo SN FNAC (Sentinel Node Biopsy Following Neoadjuvant Chemotherapy) também demonstrou resultados semelhantes em pacientes com axila positiva confirmada por punção. A retirada de um linfonodo apresentou TFN de 18,2%. A retirada de mais de dois linfonodos teve TNF de 4,9%.

O estudo Z1071 reportou uma sequência de 470 pacientes que foram diagnosticadas com micrometástases após realização de estudo imuno-histoquímico. Quando micrometástases foram incluídas na definição de doença residual, a taxa de pCR caiu de 36 para 33,8% e a TFN caiu de 11,3 para 8,7%.

Como a DA foi realizada em todas as pacientes dos três estudos, não há informação sobre o significado clínico de se deixar doença residual linfonodal após QTneo. A BLS pode ser representativa quando três ou mais linfonodos sentinelas são retirados, mas os dados referentes à sobrevida e recidiva são escassos.

## ycN+

A paciente deve ser submetida à dissecção axilar.

## Terapia endócrina neoadjuvante (TEneo)

Pode ser oferecida a pacientes com condições clínicas desfavoráveis (idade avançada ou comorbidades importantes), nas quais há risco elevado no tratamento citotóxico, e que tenham perfil biológico tumoral favorável, preferencialmente luminal A.

No caso de TEneo a duração ideal do tratamento não é bem definida – variando entre 4 e 12 meses. Sugere-se que, dentro desse período citado, o melhor momento para a realização da cirurgia possa ser a primeira avaliação com doença estável, ou seja, no momento em que parece não haver regressão adicional do tumor. Em mulheres menopausadas, inibidores de aromatase são a primeira escolha. Na pré-menopausa, o papel da TEneo não foi adequadamente avaliado.

No Setor de Mastologia da Disciplina de Ginecologia da Faculdade de Medicina da Universidade de São Paulo (FMUSP), recomenda-se a conduta da Figura 21.2 para avaliação e indicação de terapia neoadjuvante.

## Figura 21.2. Conduta para avaliação e indicação de terapia neoadjuvante

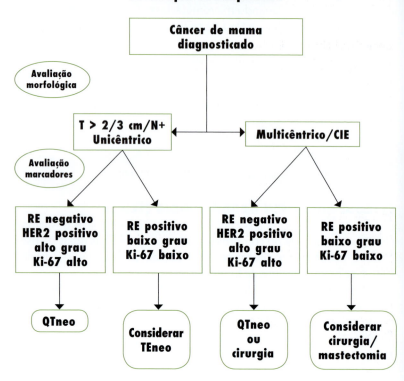

Legenda:
T: tamanho do tumor (em cm)
N+: axila comprometida
CIE: carcinoma *in situ* extenso
RE: receptor de estrogênio

## Leituras recomendadas

Baracat EC, editor. Condutas em ginecologia baseada em evidências – protocolos assistenciais – clínica ginecológica – Hospital das Clínicas da FMUSP. São Paulo: Atheneu; 2016.

Barroso-Sousa R, Silva D, Alessi JVM, Mano MS. Neoadjuvant endocrine therapy in breast cancer: current role and future perspectives. Ecancermedicalscience. 2016;10:15.

Bear HD, Anderson S, Smith RE, Geyer CE, Mamounas EP, Fisher B et al. Sequential preoperative or postoperative docetaxel added to preoperative doxorubicin plus cyclophosphamide for operable breast cancer: National Surgical Adjuvant Breast and Bowel Project Protocol B-27. Journal of Clinical Oncology. 2006;24(13):2019-27.

Boughey JC, Suman VJ, Mittendorf EA, Ahrendt GM, Wilke LG, Taback B et al. Sentinel Lymph Node Surgery After Neoadjuvant Chemotherapy in Patients With Node-Positive Breast Cancer The ACOSOG Z1071 (Alliance) Clinical Trial. Jama-Journal of the American Medical Association. 2013;310(14):1455-61.

Fisher B, Bryant J, Wolmark N, Mamounas E, Brown A, Fisher ER et al. Effect of preoperative chemotherapy on the outcome of women with operable breast cancer. Journal of Clinical Oncology. 1998;16(8):2672-85.

Hunt KK, Yi M, Mittendorf EA, Guerrero C, Babiera GV, Bedrosian I, Hwang RF, Kuerer HM, Ross MI, Meric-Bernstam F et al. Sentinel lymph node surgery after neoadjuvant chemotherapy is accurate and reduces the need for axillary dissection in breast cancer patients. Ann Surg. 2009 Oct;250(4):558-66.

King TA, Morrow M. Surgical issues in patients with breast cancer receiving neoadjuvant chemotherapy. Nature Reviews Clinical Oncology. 2015;12(6):335-43.

Kuehn T, Bauerfeind I, Fehm T, Fleige B, Hausschild M, Helms G et al. Sentinel-lymph-node biopsy in patients with breast cancer before and after neoadjuvant chemotherapy (SENTINA): a prospective, multicentre cohort study. Lancet Oncology. 2013;14(7):609-18.

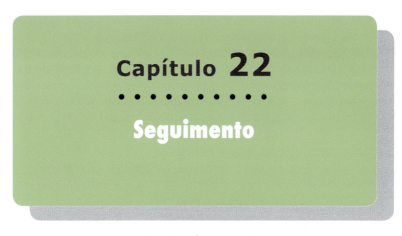

Maria Carolina Formigoni
Lucia Maria Martins Zuliani
Jonathan Yugo Maesaka
José Roberto Filassi

## Introdução

No Brasil, o Instituto Nacional do Câncer (Inca) estima 59.700 novos casos de câncer de mama em 2018. O diagnóstico precoce associado a tratamentos mais eficazes tem aumentado o número de sobreviventes. Dados apontam que 5% da população norte-americana seja sobrevivente de algum tipo de câncer.

## Dificilmente a vida antes do câncer será igual a vida após o câncer

O termo *survivor* (sobrevivente) define todo paciente a partir do diagnóstico de câncer até o final de sua vida. Foi utilizado pela primeira vez nos anos 1980, e, atualmente, é empregado para abordar aspectos físicos, psicológicos e econômicos dos pacientes e seus familiares, incluindo questões relacionadas com o seguimento, efeitos tardios do tratamento, diagnósticos de novos cânceres, e qualidade de vida. Este capítulo discutirá apenas aspectos relacionados com o seguimento de pacientes submetidas a tratamento com intuito curativo.

A criação de uma rede multidisciplinar e integrada de assistência se mostra importante para aumentar a percepção de acolhimento das demandas de cada paciente. Dela, podem participar mastologistas, oncologistas, fisiatras, enfermeiros, fisioterapeutas, psicólogos, farmacêuticos, nutricionistas, assistentes sociais e o médico da assistência primária.

## Seguimento clínico e de imagem

O seguimento das sobreviventes do câncer de mama deve se concentrar em anamnese atenta e direcionada. O exame físico deve ser realizado de maneira pormenorizada e, pelo menos, semestralmente. Sinais e sintomas sugestivos de recorrência devem ser prontamente avaliados; porém, exames laboratoriais e de imagem não devem ser solicitados como rastreamento de metástases, uma vez que os dados da literatura não suportam ganho de sobrevida. Como exemplos de exames que não devem ser solicitados como rastreamento, cita-se: hemograma, bioquímica, marcadores tumorais, cintilografia óssea, tomografias, ressonância magnética e tomografia por emissão de pósitrons (PET).

Após o tratamento inicial, a primeira mamografia da paciente deve ser realizada após seis meses do término da radioterapia e, na sequência, anualmente. Essa recomendação está de acordo com a lista de recomendações do *Choosing Wisely* da American Society for Radiation Oncology, bem como as recomendações da American Cancer Society e o *Manual de Condutas em Oncologia* do Instituto do Câncer de São Paulo do Hospital das Clínicas da Faculdade de Medicina da Universidade de São Paulo (Icesp/HCFMUSP), 3ª edição.

## Atenção ginecológica

A paciente com câncer de mama pós-menopausa, usuária de tamoxifeno e com útero, possui risco aumentado de carcinoma de endométrio. Anamnese direcionada para queixa de sangramento vaginal e avaliação ginecológica anual são recomendadas. Realização de rotina de ultrassonografia transvaginal e biópsia endometrial de rotina não possuem evidências de benefício nessa população e, por isso, não são recomendadas.

## Aderência ao tratamento

A avaliação da aderência ao tratamento endócrino adjuvante deve ser contemplada de maneira ativa pelo médico-assistente – nesse sentido, oferecer à paciente informações sobre o benefício de manter o tratamento endócrino, bem como abordar e tentar minimizar os efeitos adversos das medicações.

## Sintomas da menopausa

A abordagem adequada dos sintomas vasomotores pode participar de maneira significativa na tolerância da paciente à terapia adjuvante (sugerimos leitura do Capítulo 26).

## Transtornos de ansiedade e depressão

Cerca de 50% das pacientes, durante o primeiro ano após início do tratamento do câncer de mama, serão diagnosticadas com depressão. É importante atentar para sintomas associados e, caso necessário, direcionar a paciente para abordagem e tratamento adequados.

## Retorno ao trabalho

O trabalho pode ser gratificante e importante fonte de renda. O retorno ao trabalho simboliza a reintegração social e o retorno à normalidade. A análise dos dados do censo demográfico do Instituto Brasileiro de Geografia e Estatística (IBGE) de 2010 demonstra que a mulher é responsável pela maior parte da renda em 40,9% das famílias.

Em estudo realizado no nosso serviço, foram avaliadas 125 pacientes tratadas com diagnóstico de câncer de mama, que se encontravam empregadas no início do tratamento. Em seguimento de 12 e 24 meses, a taxa de retorno ao trabalho foi de 30,3 e 60,4%, respectivamente. O principal fator associado ao retorno ao trabalho foi o ajuste do trabalho à condição da paciente. Outros fatores associados positivamente são renda familiar maior que dois salários mínimos e realização de cirurgia conservadora. Fatores associados negativamente foram uso de terapia endócrina adjuvante e diagnóstico de depressão. A qualidade de vida e o retorno ao trabalho também são positivamente relacionados. Políticas de incentivo da reinserção do paciente oncológico devem ser incentivadas.

## Linfedema

Após o tratamento cirúrgico do câncer de mama, a paciente pode desenvolver linfedema. Dentre os fatores de risco associados estão o tipo de abordagem axilar, realização de radioterapia, obesidade e infecções. Durante o seguimento, é importante atentar para as queixas associadas, bem como realizar orientações no sentido de minimizar sua ocorrência. Caso identificado o linfedema, a paciente deve ser direcionada para atenção específica.

## Planejamento familiar

No contexto de pacientes pré-menopausais, a abordagem sobre planejamento familiar e controle de fertilidade deve fazer parte das orientações. Sugerimos a leitura do Capítulo 25.

## Estilo de vida

A evidência de que um estilo de vida saudável está associado a melhores desfechos no diagnóstico de câncer de mama é crescente, associado a controle da obesidade, prática regular de atividades físicas, alimentação saudável e diminuição do tabagismo e etilismo.

No Setor de Mastologia da Disciplina de Ginecologia da Faculdade de Medicina da Universidade da São Paulo (FMUSP), recomenda-se a avaliação no seguimento pós-tratamento descrita na Tabela 22.1.

**Tabela 22.1. Avaliação no seguimento pós-tratamento**

|  | 1-5 anos | > 5 anos |
| --- | --- | --- |
| História e exame físico | Semestral | Anual |
| Mamografia | 6 meses após término da RT ou QT e então passa a ser anual | Anual |
| Exame ginecológico | Anual ou quando houver sintomas (tamoxifeno) | Anual |

QT: quimioterapia; RT: radioterapia.

## Leituras recomendadas

Khatcheressian JL, Hurley P, Bantug E, Esserman LJ, Grunfeld E, Halberg F et al. Breast Cancer follow-up and management after primary treatment: American Society of Clinical Oncology clinical practice guideline updat. J Clin Oncol. 2013;(7):961-5.

Landeiro LCG, Gagliato DM, Fêde AB, Fraile NM, Lopez RM, da Fonseca LG et al. Return to work after breast cancer diagnosis: Anobservational prospective study in Brazil. Cancer. 2018;124(24):4700-10.

Mayer DK, Nasso SF, Earp JA. Defining cancer survivors, their needs, andperspectives on survivorship health care in the USA. Lancet Oncol. 2017;18(1):e11-e18.

National Comprehensive Cancer Network. The NCCN clinical practice guidelines in oncology – Breast Cancer. Ver 3. 2018.

Senkus E, Kyriakides S, Ohno S, Penault-Llorca F, Poortmans P, Rutgers E et al. Primary breast caâncer. ESMO Clinical Practice Guideleines for diagnosis, treatment and follow-up. Ann Oncol. 2015 Sep;26(Suppl 5):v8-30.

# Capítulo 23

# Câncer de mama metastático

Paola Bertolotti Cardoso Pinto
Fernanda Barbosa Coelho Rocha
Laura Testa

## Introdução

A avaliação da paciente com suspeita de metástases deve incluir exames laboratoriais gerais, como hemograma, exames de função hepática e renal, cálcio, tomografia computadorizada de tórax, abdome e pelve e cintilografia óssea.

A imagem cerebral com ressonância magnética (RNM) deve ser solicitada para as pacientes sintomáticas e nas assintomáticas com neoplasia HER2 positivo ou triplo-negativo. A incidência de metástases em sistema nervoso central pode chegar a até 48%, quando há expressão de HER2 e as taxas de incidência são semelhantes para tumores triplo-negativos. O tratamento com radioterapia de metástases cerebrais assintomáticas diagnosticadas precocemente parece estar associado à redução de morte neurológica, quando comparado com tratamento de metástases cerebrais sintomáticas.

Os marcadores tumorais como CEA e CA15-3, quando elevados, podem ajudar no seguimento/avaliação do tratamento.

O exame de tomografia computadorizada por emissão de pósitrons (PET-TC) não é feito de rotina, mas, em alguns casos, pode ser útil, considerando que apresenta maior sensibilidade que a cintilografia óssea na detecção de metástases ósseas, podendo contribuir para o seguimento de pacientes com predominância de doença óssea, principalmente naquelas sem elevação de marcadores.

O tratamento do câncer de mama metastático, quer seja recidivado após tratamento da doença inicial ou já diagnosticado metastático desde o início, pode causar um aumento de sobrevida e melhora da qualidade de vida com controle de sintomas, mas não é um tratamento curativo, de modo que, exceto quando se necessita de controle rápido de sintomas, como nas crises viscerais, dá-se preferência para esquemas menos tóxicos, como hormonioterapia, quando indicados, ou esquemas em monodroga, quando se opta pela quimioterapia.

Em pacientes com acometimento ósseo secundário, deve-se considerar o uso de medicamentos que atuem na atividade osteoclástica, uma vez que eles podem prevenir fraturas, síndrome de compressão medular, dor óssea, reduzir a necessidade de radioterapia antálgica e hipercalcemia, conhecidos como eventos relacionados com o esqueleto. Até o momento, não há evidência de ganho de sobrevida global com o uso dessas medicações nesse cenário, de modo que essa é considerada uma medida de cuidado paliativo.

Essas medicações podem aumentar o risco de osteonecrose de mandíbula, sendo que uma saúde dental deteriorada, além de procedimentos odontológicos durante a exposição a esses medicamentos, são fatores de risco conhecidos, bem como o uso concomitante com quimioterapia e corticosteroides, sendo assim, é recomendável avaliação odontológica previamente ao uso dessas medicações, principalmente em pacientes de maior risco.

Em nosso serviço, as medicações padronizadas são os bisfosfonados, sendo mais utilizado o ácido zoledrônico na dose de 4 mg a cada 12 semanas, por um período de 24 meses, visto haver dados de segurança para uso nessa posologia e não haver dados de segurança, nem estudos clínicos que justifiquem o uso além dos 24 meses.

As pacientes em uso de bisfosfonados devem ser monitoradas quanto à função renal, avaliadas quanto à necessidade de reposição de cálcio e vitamina D, além da vigilância quanto ao risco de osteonecrose de mandíbula.

Após feito o diagnóstico da doença metastática, algumas informações devem ser levadas em consideração antes de se escolher a melhor abordagem, como as descritas a seguir.

## Características moleculares da neoplasia (*status* de *HER2* e de receptores hormonais)

Pacientes com neoplasia metastática positiva para receptores hormonais são candidatas à hormonioterapia como tratamento inicial.

Pacientes com neoplasia metastática negativa para receptores hormonais ou positiva para receptores hormonais, mas com evidências de refratariedade à hormonioterapia são candidatas à quimioterapia.

Pacientes com neoplasia com hiperexpressão de *HER2* devem receber terapia anti-HER2 associada à quimioterapia.

Os esquemas utilizados em nosso serviço estão descritos a seguir, conforme consta do *Manual de Condutas Oncológicas* do Instituto do Câncer do Estado de São Paulo (Icesp).

## Locais de metástases (predomínio de doença visceral *versus* predomínio de doença óssea)

Pacientes com neoplasia sensível à hormonioterapia, mas com metástases predominantemente viscerais e sintomáticas, podem ser candidatas à quimioterapia como tratamento inicial, podendo seguir com hormonioterapia de manutenção após estabilização dos sintomas e/ou redução do volume de doença.

Pacientes com doença predominantemente visceral e muito sintomáticas podem se beneficiar de esquemas com mais de uma droga, visando a uma taxa de resposta mais exuberante.

## *Status* funcional da paciente (ECOG-PS)

Pacientes com ECOG *performance status* maior ou igual a três são candidatas a suporte clínico exclusivo.

Ao longo do seu tratamento, o ECOG-PS deve ser constantemente revisto o *status* funcional e o real impacto do tratamento nesse cenário e para pacientes que progridem a mais de três linhas de quimioterapia, na ausência de benefício clínico, falha no controle de sintomas ou perda progressiva de *performance status* deve ser considerado suporte clínico exclusivo.

## Intervalo livre de doença, bem como o tratamento previamente recebido, no caso das pacientes com recidiva da doença após tratamento da doença inicial

Pacientes que recidivaram com menos de 12 meses da última terapêutica não devem ser reexpostas à mesma terapêutica pelo risco de serem refratárias à mesma.

Em caso de exposição prévia à antraciclina (doxorrubicina), esquemas que a contenham não poderão ser utilizados frente ao risco de extrapolação da dose máxima permitida.

## *Status* de menopausa, no caso das pacientes candidatas à hormonioterapia

Pacientes em pré-menopausa, que nunca receberam e não possuem contraindicação para seu uso, deverão ser expostas a tamoxifeno como tratamento inicial, caso contrário podem ser submetidas a bloqueio (castração química com análogo de LHRH ou cirúrgica) associado a terapêuticas utilizadas em pacientes em pós-menopausa.

## Volume de doença local, no caso das pacientes com doença metastática ao diagnóstico

O tratamento de escolha para pacientes com diagnóstico de doença metastática e sítio primário intacto deve ser sistêmico e a abordagem cirúrgica da mama poderá ser considerada após a exposição a essa terapêutica, com a doença sistêmica controlada e assintomática e em casos selecionados em que seja necessária paliação de sintomas, doença ulcerada, sangramento e desde que seja possível ressecção completa do tumor primário. Outra opção de manejo paliativo local pode ser a radioterapia.

Estudos retrospectivos com resultados divergentes foram avaliados em uma metanálise que mostrou que a cirurgia do tumor primário em pacientes com câncer de mama em estádio IV estaria associada a uma sobrevida em três anos de 40% ao contrário das pacientes não operadas com sobrevida em três anos de 22% (OR 2,32, IC de 95%: 2,08-2,6, $p < 0,01$), sendo que, nessa metanálise, os subgrupos que mostraram maior benefício foram os das pacientes com menor volume da neoplasia primária, os das pacientes com menos comorbidades e menor volume de doença metastática (p < 0,01); por outro lado, não houve diferença entre outros subgrupos, como localização da doença metastática, grau tumoral ou *status* de receptor hormonal.

Já outros dois estudos randomizados de fase III, um indiano e outro turco, mostraram, em suas publicações originais, não haver benefício em termos de sobrevida global com essa estratégia.

Porém, uma atualização do estudo turco com seguimento médio de 40 meses mostrou significância estatística com aumento da sobrevida média de 37 meses no grupo não submetido à cirurgia para 46 meses no grupo de pacientes com doença metastática e submetidas à cirurgia do tumor primário. Nessa atualização, a sobrevida global foi 34% maior no grupo operado (HR: 0,66, IC de 95%: 0,49-0,88: p = 0,005) e a taxa de progressão locorregional foi significativamente inferior no grupo operado, quando comparado ao grupo não operado (1% *versus* 11%, respectivamente; p = 0,001). A análise de subgrupos não planejada mostrou, nessa atualização, que a sobrevida global foi maior no grupo de pacientes operadas e que apresentavam as seguintes características: receptores hormonais positivos (HR: 0,64, IC de 95%: 0,46-0,91, p = 0,01), HER2 negativo (HR: 0,64, IC de 95%: 0,45-0,91; p = 0,01), idade inferior a 55 anos (HR: IC de 95%: 0,57, 0,38-0,86; p = 0,006) e metástase óssea única (HR: 0,47, IC de 95%: 0,23-0,98; p = 0,04), outro dado dessa análise não planejada mostrou que no grupo de pacientes com metástases ósseas exclusivas a sobrevida média foi superior, ainda que não significativo, com uma diferença de 14 meses a mais para o grupo de pacientes que tiveram o tumor primário operado *versus* as que receberam terapia sistêmica isolada (56 *versus* 42 meses, respectivamente; HR 0,67, IC de 95%: 0,43-1,07; p = 0,09). No Icesp, essa é uma conduta de exceção, sendo que todos os casos são discutidos em reunião multidisciplinar.

## Hormonioterapia paliativa

Para pacientes em pré-menopausa, a primeira opção de tratamento é o tamoxifeno, ficando reservado para linhas subsequentes ou pacientes com contraindicação para uso de tamoxifeno, a supressão ovariana associada a esquemas utilizados em pacientes na pós-menopausa. Embora haja dados que mostrem que a supressão ovariana associada a tamoxifeno na primeira linha possa cursar com ganho de sobrevida global.

Em pacientes na pós-menopausa, o uso de inibidores de aromatase parece ser superior ao tamoxifeno, embora com resultados modestos, de modo que, em um cenário de hormoniossensibilidade, o tamoxifeno pode ser uma opção terapêutica para pacientes em pós-menopausa que nunca foram expostas ou receberam tamoxifeno com término há mais de 12 meses do diagnóstico da recidiva.

O fulvestranto, supressor do receptor de estrógeno, e o exemestano, inibidor de aromatase esteroidal, são opções disponíveis após falha de tamoxifeno e anastrozol ou letrozol.

Várias estratégias vêm sendo estudadas para a reversão da resistência hormonal, como o uso de inibidores de mTOR (everolimus – associado ao exemestano) e inibidores de quinase dependente de ciclinas (palbociclibe, ribociclibe e abemaciclibe associados a inibidores de aromatase ou ao fulvestranto). Quando disponíveis, podem ser utilizados com ganho de sobrevida livre de progressão.

## Quimioterapia paliativa

Tratamentos com combinação de drogas podem trazer maiores taxas de resposta objetiva sem, no entanto, agregar ganho consistente de sobrevida global e com acréscimo de toxicidades e maior probabilidade de necessidade de redução de doses, quando comparado a terapêuticas com uma única droga, de modo que esses esquemas podem ser reservados para casos em que a taxa de reposta seja o objetivo principal do tratamento como nas pacientes muito sintomáticas ou em crise visceral.

A escolha deve considerar o perfil de toxicidade, a forma de administração/posologia e as terapêuticas previamente utilizadas.

São opções para esquemas em monodroga:
» Antraciclinas (doxorrubicina).
» Taxanos (paclitaxel, docetaxel).
» Antimetabólitos (capecitabina, gencitabina).
» Inibidores de microtúbulo não taxanos (vinorelbina).
» Agentes alquilantes (ciclofosfamida, cisplatina, carboplatina).

São opções para esquemas de combinação de drogas/poliquimioterapia:

» Antraciclina + ciclofosfamida com ou sem fluorouracila (AC, FAC).
» CMF (ciclofosfamida + metotrexato + fluorouracila).
» Taxano + antimetabólito (docetaxel + capecitabina/paclitaxel + gencitabina).
» Antimetabólito + alquilante (gencitabina + cisplatina ou carboplatina).

No caso de pacientes com neoplasia HER2 positiva com imuno-histoquímica para HER2/3+ e/ou hibridização *in situ* positiva para HER2, o tratamento de escolha consiste na associação de quimioterapia com bloqueio de HER2.

O uso do docetaxel associado a duplo bloqueio de HER com pertuzumabe e trastuzumabe é o esquema preconizado na primeira linha de tratamento com benefício demonstrado no estudo tanto em tempo livre para progressão de 18,5 meses (6 meses superior ao grupo que não recebeu pertuzumabe – HR = 0,62; IC de 95%: 0,51-0,75; p < 0,001) quanto em sobrevida global mediana de 56,5 meses, um ganho de 15 meses em comparação ao grupo que não recebeu pertuzumabe (HR = 0,68; IC de 95%: 0,56-0,84; p = 0,0002). Esse esquema terapêutico foi aprovado para uso no Sistema Único de Saúde (SUS), em dezembro de 2017, mas ainda não foi regulamentado.

Outras medicações anti-HER2 como o lapatinibe e o TDM-1, podem ser utilizadas se disponíveis. As opções de terapêuticas após a primeira linha seriam esquemas contendo quimioterapia isolada sem bloqueio de HER2.

## Outras modalidades terapêuticas

Além da terapêutica sistêmica, as pacientes com câncer de mama metastático podem necessitar de terapêuticas locorregionais, como radioterapia (antálgica, hemostática, sistema nervoso central, manejo de fraturas patológicas, síndrome de compressão medular), cirurgia (ressecção de metástases, sistema nervoso central, ressecção do tumor primário, drenagem pleural ou pericárdica, desobstrução biliar ou ureteral, manejo de fraturas patológicas e síndrome de compressão medular), bem como quimioterapia regional (quimioterapia intratecal com metotrexato em pacientes com disseminação leptomeníngea). Tais situações são individualizadas a depender do volume de doença sistêmica, controle da doença sistêmica, sintomas a serem paliados e que merecem discussão multidisciplinar entre todas as especialidades envolvidas.

## Seguimento ao longo do tratamento paliativo

Acompanhar o tratamento paliativo envolve avaliar múltiplos fatores como a resposta da doença ao tratamento, sua toxicidade, benefício em termos de controle de sintomas, controle de peso, alterações de exame físico e *status* funcional da paciente.

Exames laboratoriais, como fosfatase alcalina, hemograma, função hepática e dosagem sérica de cálcio devem ser feitos de rotina e em casos em que há aumento de marcadores tumorais ao diagnóstico da doença metastática, tais exames podem ser utilizados como forma de monitorar o tratamento.

Os exames de imagem devem ser utilizados para monitorar o volume de doença metastática, bem como a resposta ao tratamento, buscando definir se há remissão parcial da doença, doença estável, progressão de doença, e essa avaliação pode ser melhor definida por meio dos critérios de RECIST (*Response Evaluation Criteria in Solid Tumours*).

A avaliação de células tumorais circulantes (CTC) ainda não tem um papel definido no monitoramento da doença metastática, pois, embora tenha sido demonstrado que pacientes que mantenham níveis altos de CTC após três semanas de tratamento possam apresentar piores taxas de sobrevida livre de progressão e sobrevida global, seu valor preditivo ainda não pode ser demonstrado.

No Setor de Mastologia da Disciplina de Ginecologia da Faculdade de Medicina da Universidade de São Paulo (FMUSP), recomenda-se a conduta da Figura 23.1 na avaliação e abordagem do câncer de mama metastático.

# Figura 23.1. Conduta na avaliação e abordagem do câncer de mama metastático

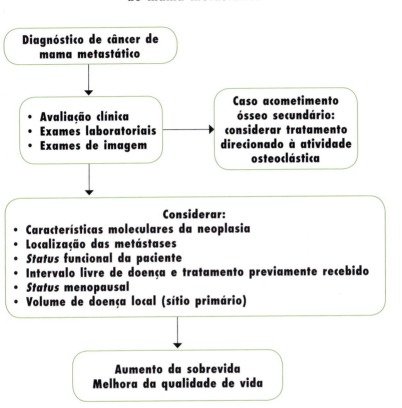

## Leituras sugeridas

Anders CK, Deal AM, Miller CR, Khorram C, Meng H, Burrows E et al. The prognostic contribution of clinical breast cancer subtype, age, and race among patients with breast cancer brain metastases. Cancer. 2011;117(8):1602-11.

Hortobagyi GN, Van Poznak C, Harker WG, Gradishar WJ, Chew H, Dakhil SR et al. Continued treatment effect of zoledronic acid dosing every 12 vs 4 weeks in women with breast cancer metastatic to bone: the OPTIMIZE-2 randomized clinical trial. JAMA Oncol. 2017;3(7):906-12.

Klijn JG, Blamey RW, Boccardo F, Tominaga T, Duchateau L, Sylvester R; Combined Hormone Agents Trialists' Group and the European Organization for Research and Treatment of Cancer. Combined tamoxifen and luteinizing hormone-releasing hormone (LHRH) agonist versus LHRH agonist alone in premenopausal advanced breast cancer: a meta-analysis of four randomized trials. J Clin Oncol. 2001;19(2):343-53.

Soran A, Ozmen V, Ozbas S, Karanlik H, Muslumanoglu M, Igci A et al. Randomized trial comparing resection of primary tumor with no surgery in stage IV breast cancer at presentation: Protocol MF07-01. Ann Surg Oncol. 2018 Oct;25(11):3141-9.

Swain SM, Baselga J, Kim SB, Ro J, Semiglazov V, Campone M et al.; CLEOPATRA Study Group. Pertuzumab, trastuzumab, and docetaxel in HER2-positive metastatic breast cancer. N Engl J Med. 2015;372(8):724-34.

# Capítulo 24

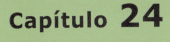

## Reconstrução mamária

Alberto Yoshikazu Okada
Alexandre Siqueira Franco Fonseca
Alexandre Mendonça Munhoz
Eduardo Gustavo Pires de Arruda
Eduardo Montag
Rolf Gemperli

## Reconstrução mamária na cirurgia conservadora

### Introdução

O tratamento conservador do câncer de mama inicial por meio da cirurgia conservadora é técnica consagrada e apresenta resultados semelhantes aos da cirurgia radical.

Os objetivos do tratamento conservador são: obter controle locorregional da doença e proporcionar o melhor resultado estético possível no mesmo tempo cirúrgico. As vantagens da preservação do tecido mamário são a manutenção da sensibilidade e a menor sensação de mutilação percebida pelas pacientes.

A ideia da associação de técnicas de reconstrução mamária simultaneamente à ressecção advém da vasta experiência com resultados pobres do ponto de vista estético obtidos após o tratamento conservador sem a reconstrução. Em muitos casos, a cirurgia conservadora seguida da radioterapia adjuvante produz deformidades complexas e de difícil resolução.

## Momento da reconstrução

Existem três momentos nos quais a reconstrução pode ser realizada:
1. **Imediata:** realizada no mesmo tempo cirúrgico da cirurgia oncológica.
2. **Imediata deferida:** realizada após o resultado anatomopatológico final.
3. **Tardia:** sem relação com a liberação do resultado anatomopatológico final, é realizada meses ou anos após o tratamento oncológico.

A vantagem da reconstrução imediata reside no fato de se realizar toda a intervenção sem os efeitos da retração cicatricial ou da radioterapia subsequentes ao tratamento oncológico. A potencial desvantagem é a possibilidade de mudança do laudo anatomopatológico definitivo e a necessidade de novas intervenções para a obtenção de margens cirúrgicas livres de neoplasia. Com o aumento da experiência dos serviços e o trabalho integrado, a possibilidade de discordância entre os laudos da congelação e da parafina é muito baixa.

A reconstrução mamária deferida é uma ideia cada vez menos seguida e consiste na realização da reconstrução mamária somente após o laudo anatomopatológico definitivo. Nessa modalidade, a reconstrução é realizada após 5 a 7 dias da ressecção. A maior vantagem é a grande certeza do trabalho com margens livres. Entre as desvantagens, podemos citar a necessidade de duas intervenções cirúrgicas separadas, o custo e logística do tratamento e o início da fibrose tecidual que ocorrem, além do desgaste emocional para a paciente.

A reconstrução tardia é tecnicamente mais difícil e apresenta resultados de pior qualidade e, geralmente, imprevisíveis. O índice de complicações também é alto e, em muitos casos, faz-se necessária a transferência de tecidos ou, em último caso, a totalização da mastectomia e reconstrução total da mama. A vantagem da certeza de ausência de neoplasia é suplantada pela dificuldade técnica e resultados pobres. A reconstrução tardia deve ser evitada e os procedimentos de simetrização contralateral, por vezes, são a única solução disponível.

## Indicações técnicas

A indicação da melhor técnica para o reparo parcial é feita com base em características da mama, da paciente e da relação entre volume do tumor e da mama. As mamas podem ser divididas em dois grupos: doadoras e não doadoras de tecido.

### Mamas doadoras de tecido

São normalmente volumosas e apresentam ptose concomitante. Permitem ressecções consideráveis e mobilização do parênquima para correção de deformidades. A presença da ptose também é desejável durante a ressecção e tratamento.

### Mamas não doadoras de tecido

Geralmente, mamas de pouco volume e ptose. Permitem o tratamento conservador em casos selecionados, mas, muitas vezes, a totalização e reconstrução total da mama apresenta resultados melhores do ponto de vista estético.

### Relação volume mamário versus volume tumoral

A relação entre o volume da mama e o volume do tumor muitas vezes é mais importante do que o volume inicial da mama. De modo geral, ressecções de até 50% do volume mamário são passíveis de remodelação tecidual.

### Localização

Ressecções localizadas nos quadrantes inferiores da mama são de mais fácil correção. Aquelas realizadas nos quadrantes superiores, especialmente no quadrante superomedial, em geral apresentam resultados esteticamente pobres.

## Técnicas de reconstrução

### Mastoplastias

As técnicas de mastoplastia são amplamente aplicadas na reconstrução da mama, especialmente em mamas com volume adequado. É fundamental o conhecimento da anatomia e vascularização da mama e também o domínio de diversas técnicas e pedículos areolares. Tal fato permite a correção de deformidades situadas nos diferentes quadrantes mamários.

### Retalhos de vizinhança

São aplicados na reconstrução de deformidades mamárias parciais, especialmente aquelas localizadas nos quadrantes inferiores e laterais da mama. São exemplos de retalhos de vizinhança o retalho toracolateral (Holmström), o *plug flap* (Daher) e os retalhos vascularizados por pedículos perfurantes como os retalhos LICAP e IMAP.

### Retalhos a distância

O uso de retalhos a distância, que tradicionalmente são aplicados na reconstrução total da mama, como os retalhos latíssimo do dorso e retalho abdominal, é uma exceção. Aplicar grandes retalhos para esse fim implica em aumento do porte do tratamento cirúrgico e na impossibilidade de uso desses retalhos em caso de recidiva tumoral ou mau resultado estético.

## Reconstrução mamária pós-mastectomia

Define-se como mastectomia o tratamento cirúrgico do câncer de mama realizado por meio da retirada completa do tecido mamário, com ou sem preservação da pele sobre a mama.

O planejamento da reconstrução mamária após a realização da mastectomia leva em consideração a necessidade da reconstrução de toda a unidade mamária, em contrapartida da reconstrução mamária após cirurgia conservadora, quando é possível contar com o tecido mamário remanescente no planejamento.

## Indicações e contraindicações da reconstrução mamária

A reconstrução mamária pós-mastectomia está indicada para todas as pacientes que demonstrem o desejo de serem submetidas à reparação da retirada da mama. Preferencialmente, deve ser realizada a reconstrução imediata, ou seja, no mesmo ato cirúrgico.

Algumas situações podem contraindicar a realização da reconstrução mamária, ou indicar a postergação do procedimento para um segundo momento. Devem ser avaliadas com critério as pacientes que se encontrem em situações que aumentem o índice de complicações cirúrgicas, ou que tenham o potencial de resultar em um atraso na introdução de terapias adjuvantes para tratamento da neoplasia. Entre tais situações, podemos citar:

- » Más condições clínicas.
- » Neoplasia em estágio avançado.
- » Idade avançada.
- » Obesidade mórbida.
- » Paciente sem condições de compreensão do procedimento.

## Indicações técnicas

A indicação da melhor técnica para o reparo total da mama tem base nas características da mama, das possíveis áreas doadoras de retalho e do tipo de mastectomia indicada para a paciente. Podemos dividir as reconstruções mamárias em dois grupos: as reconstruções mamárias com tecido autógeno ou autólogo e as reconstruções mamárias com material sintético denominado aloplástico.

## Reconstrução mamária com tecido autógeno ou autólogo

Chama-se de reconstrução mamária com tecido autógeno ou autólogo a que emprega os retalhos a distância, em especial os retalhos abdominais, em todas as suas variantes, pediculados ou microcirúrgicos. É a modalidade de reconstrução mamária de preferência, principalmente em pacientes com mamas médias e grandes, pois é possível se obter uma reconstrução mais duradoura (sem necessidade de outras intervenções para troca de implante, por exemplo), com características mais similares de consistência, forma, ptose, toque, tipo de pele e percepção da mama reconstruída. Para que se possa indicar tal reconstrução é necessário que a paciente apresente uma área doadora favorável: sobra de tecido dermogorduroso na região infraumbilical, associado à flacidez da parede abdominal.

Dentre as contraindicações para essa técnica, estão a presença de cirurgias prévias na região abdominal (dermolipectomia, laparotomias medianas, colecistectomias abertas), que possivelmente tenham seccionado os vasos que garantem o fluxo sanguíneo para o retalho. Ainda que não contraindique, algumas condições estão associadas a maior índice de complicações, como tabagismo e diabetes, pela pior vascularização do retalho; e a obesidade, em razão do aumento da gordura visceral, que causa uma maior dificuldade técnica e um maior índice de complicações na área doadora, como hérnias e abaulamentos.

A escolha por retalho abdominal pediculado ou microcirúrgico é feita com base na experiência da equipe de reconstrução com cada técnica, sendo que a reconstrução microcirúrgica é relacionada com menor morbidade na área doadora.

Eventualmente, outros retalhos podem ser utilizados para reconstrução mamária autógena exclusivamente, como o retalho da região glútea (microcirúrgico) e o retalho grande dorsal (pediculado). Este último, por apresentar um volume menor, geralmente é utilizado associado a implantes aloplásticos para complemento do volume.

Nas pacientes submetidas à mastectomia com grande retirada de pele, a reconstrução com retalhos tem sua melhor indicação, por prover volume e cobertura.

# Reconstrução mamária com material aloplástico

A reconstrução mamária com material aloplástico é a modalidade em que são empregados implantes mamários de silicone. Após a mastectomia, tais implantes são posicionados no plano retromuscular (abaixo dos músculos peitoral maior e serrátil) e irão substituir o volume mamário retirado. Entre os modelos mais utilizados temos os expansores, as próteses e as próteses expansoras.

## *Expansores*

São implantes provisórios, sem preenchimento, que são utilizados nas reconstruções em que é necessário ganhar espaço para posteriormente substituí-lo por uma prótese mamária, preenchida com silicone. Possuem uma válvula acoplada ao corpo do próprio expansor, que permite a realização de expansões ambulatoriais (a partir de 14 a 21 dias) com soro fisiológico, até atingir o volume desejado.

## *Próteses mamárias*

São implantes "definitivos", preenchidos com gel de silicone. Podem ter forma redonda ou anatômica, com diferentes tamanhos e projeções. São frequentemente implantados no segundo tempo da reconstrução mamária em substituição dos expansores. São utilizados na reconstrução imediata nas oportunidades em que o espaço retromuscular é amplo o suficiente para acomodar a prótese para a reconstrução de uma mama. Outro uso possível na reconstrução imediata é quando é utilizado o retalho grande dorsal para a cobertura com pele e o espaço abaixo do retalho comporta o volume de uma prótese mamária para preencher e dar melhor resultado estético na reconstrução.

## *Próteses expansoras*

São implantes mais novos, híbridos, de duplo lúmen, que surgiram da fusão de uma prótese e um expansor. O lúmen mais externo é preenchido de gel de silicone e o lúmen mais interno vem vazio para ser preenchido com soro fisiológico por meio de uma válvula de localização remota, ou seja, fora do contorno mamário; porém, conectada ao dispositivo por um tubo conector de silicone.

A reconstrução com material aloplástico apresenta melhores resultados em pacientes magras de mamas pequenas ou médias, e permitem a simetrização da mama contralateral com implantes para que as características das duas mamas fiquem mais parecidas, ainda que a mama reconstruída sempre tenha uma cobertura mais fina.

Ainda que melhores resultados sejam obtidos nas pacientes com as características acima, a reconstrução com aloplásticos é tida como a reconstrução "coringa", ou seja, a mais versátil de todas, podendo ser empregada em pacientes de diversos biotipos, principalmente naquelas que tem alguma contraindicação à reconstrução com tecido autógeno.

Para a reconstrução de pacientes submetidas a mastectomias com preservação do complexo areolopapilar (CAP), os implantes são mais frequentemente indicados pela possibilidade de promover uma reconstrução sem grande pressão do retalho cutâneo da mastectomia e do CAP no pós-operatório imediato, o que é desejável para permitir uma melhor perfusão desses tecidos.

Nas reconstruções de pacientes submetidas a mastectomias com retirada de pele, pode ser necessário o uso de retalhos. Quando está contraindicado o uso de retalho abdominal, é frequente a indicação da reconstrução de implantes e cobertura com retalho grande dorsal. O tipo do implante a ser utilizado vai depender se o espaço abaixo do retalho permite o uso de prótese direto ou se será necessário o uso inicial do expansor.

Por ser uma cirurgia mais rápida, quando comparada a uma reconstrução com retalho abdominal, a reconstrução com aloplásticos pode ser indicada em pacientes que não tenham condições clínicas para uma cirurgia de maior porte no momento. Vale a pena lembrar que pacientes diabéticas tem maior índice de complicações infeciosas e de perda do implante, bem como pacientes submetidas à radioterapia. A radioterapia ainda provoca maior índice de contratura e deformação do implante. Nas reconstruções imediatas em que está prevista radioterapia adjuvante, é preferível o uso de expansor mamário. A expansão deve ser realizada e concluída antes do início da radioterapia, para não atrapalhar no seu planejamento e para que os efeitos colaterais locais da radioterapia incidam sobre um implante que já tem a indicação de troca, e por ser preenchido por soro fisiológico, sofre menor deformação pela contratura após radioterapia, quando comparado aos implantes preenchidos com gel de silicone. Costuma-se esperar de 6 a 9 meses após o término da radioterapia para indicar o segundo tempo da reconstrução mamária, para que os efeitos locais da radioterapia já tenham sido abrandados.

No Setor de Mastologia da Disciplina de Ginecologia da Faculdade de Medicina da Universidade de São Paulo (FMUSP), recomenda-se a conduta da Figura 24.1 para avaliação e indicação da reconstrução mamária na cirurgia conservadora e a conduta da Figura 24.2 para avaliação e indicação da reconstrução mamária pós-mastectomia.

### Figura 24.1. Conduta para avaliação e indicação da reconstrução mamária na cirurgia conservadora

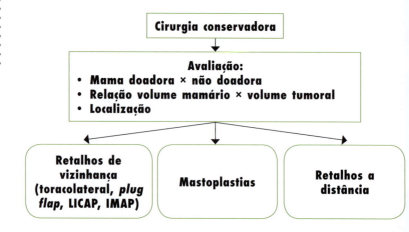

**Figura 24.2. Conduta para avaliação e indicação da reconstrução mamária pós-mastectomia**

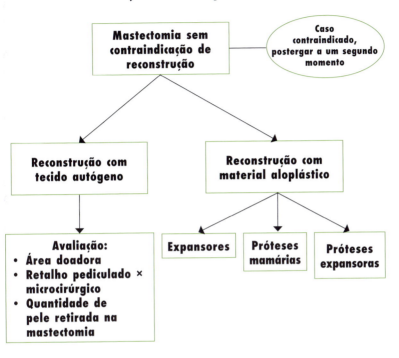

## Leituras recomendadas

Munhoz AM, Arruda E, Montag E, Aldrighi C, Aldrighi JM, Gemperli R et al. Immediate skin-sparing mastectomy reconstruction with deep inferior epigastric perforator (DIEP) flap. Technical aspects and outcome. Breast Journal. 2007;13(5):470-8.

Munhoz AM, Montag E, Arruda E, Pellarin L, Filassi JR, Piato JR et al. Assessment of immediate conservative breast surgery reconstruction: A classification system of defects revisited and an algorithm for selecting the appropriate technique. Plastic and Reconstructive Surgery. 2008;121(3):716-27.

Munhoz AM, Aldrighi C, Montag E, Arruda E, Aldrighi JM, Filassi JR et al. Optimizing the nipple-areola sparing mastectomy with double concentric periareolar incision and biodimensional expander-implant reconstruction: Aesthetic and technical refinements. Breast. 2009;18(6):356-67.

Munhoz AM, Aldrighi CM, Montag E, Arruda EG, Aldrighi JM, Gemperli R et al. Clinical outcomes following nipple-areola-sparing mastectomy with immediate implant-based breast reconstruction: a 12-year experience with an analysis of patient and breast-related factors for complications. Breast Cancer Research and Treatment. 2013;140(3):545-55.

Munhoz AM, Montag E, Arruda E, Okada A, Brasil JA, Gemperli R et al. Immediate locally advanced breast cancer and chest wall reconstruction: surgical planning and reconstruction strategies with extended V-Y latissimus dorsi myocutaneous flap. Plastic and Reconstructive Surgery. 2011;127(6):2186-97.

# Capítulo 25

## Contracepção após câncer de mama

Edson Santos Ferreira Filho
Nilson Roberto de Melo
Arícia Helena Galvão Giribela
Jose Roberto Filassi
Edmund Chada Baracat

## Introdução

Cerca de 7% das mulheres com câncer de mama recebem o diagnóstico antes dos 40 anos de idade; até 1% recebe o diagnóstico antes dos 30 anos. Nessas pacientes, as taxas de sobrevivência são piores, quando comparadas às de mulheres mais velhas. Paralelamente, as terapias endócrinas e a quimioterapia têm o potencial de afetar significativamente a saúde dessas mulheres, em especial no que tange à fertilidade. Ao mesmo tempo em que o tratamento do câncer de mama tem um impacto negativo na fertilidade de mulheres jovens, existem duas outras preocupações: a gravidez altera o prognóstico do câncer de mama? O câncer de mama e seu tratamento alteram o prognóstico da gravidez?

Nesse sentido, alguns autores advogam que a ocorrência de gravidez concomitante a um diagnóstico de câncer de mama tem maior probabilidade de resultar em morte e de reduzir a sobrevida livre de doença. Por outro lado, a gravidez que ocorre após diagnóstico e tratamento de câncer de mama reduz ou não modifica o risco de morte. Por esse motivo, é plausível oferecer anticoncepção reversível para as pacientes com câncer de mama.

A gravidez na vigência de uma neoplasia maligna da mama configura um pré-natal de alto risco. Desfechos obstétricos desfavoráveis, como óbito fetal, restrição de crescimento intrauterino e prematuridade são mais prováveis nas pacientes com câncer de mama. Ainda, uma preocupação relevante é o tromboembolismo venoso: a maioria das gestantes com câncer de mama apresentou um alto risco de tromboembolismo venoso no momento da internação.

A quimioterapia é uma causa de comprometimento da função ovariana. Tratamentos com uso de ciclofosfamida, doxorrubicina e carboplatina, quimioterápicos comumente utilizados, têm maior chance de redução de fertilidade. Taxanos também podem interferir com a função ovariana, ainda que em menor escala. O uso desses medicamentos é causa de insuficiência ovariana prematura (IOP): amenorreia secundária ou oligomenorreia por mais de quatro meses, com níveis de hormônio folículo estimulante (FSH) > 25 IU/L em duas ocasiões com intervalo de pelo menos quatro semanas. Mesmo que haja IOP, o risco de gestação ainda existe, chegando a 5% de risco de gravidez. Essa consequência depende do tipo de droga utilizada, da dose administrada, do tempo de tratamento e da idade da paciente. Embora não haja um consenso claro sobre o assunto, as diretrizes mais atuais recomendam o uso da supressão ovariana temporária com agonistas de GnRH durante a quimioterapia em pacientes com câncer de mama na pré-menopausa. Outras estratégias envolvem criopreservação de oócitos fertilizados ou não fertilizados e de tecido ovariano.

Atualmente, a maioria dos especialistas recomenda que as pacientes esperem dois anos após o diagnóstico antes de tentar engravidar, a fim de evitar a gravidez durante o período de maior risco de recidiva. No entanto, já há dados que sugerem que é seguro engravidar antes disso. Em razão dos riscos de teratogenicidade, recomenda-se aguardar pelo menos três meses a partir da suspensão do tamoxifeno antes de tentar engravidar. Para mulheres tratadas com trastuzumabe, recomenda-se contracepção eficaz por pelo menos sete meses após o fim da terapia-alvo antes de tentar a gravidez, em razão de oligoidrâmnio/anidrâmnio relacionado com o trastuzumabe, o que poderia resultar em hipoplasia pulmonar e morte neonatal.

## Anticoncepção na paciente com câncer de mama

Ao iniciar a discussão de anticoncepção com qualquer paciente, deve-se sempre apresentar a eficácia de cada método; para tal, valemo-nos do índice de Pearl: é dado pelo número de falhas (isto é, número de gestações) que ocorrem em cada 100 mulheres utilizando o método ao longo de 12 meses. A Figura 25.1 apresenta um resumo dos índices de Pearl (uso típico) dos principais métodos contraceptivos.

### Figura 25.1. Efetividade dos diferentes métodos anticoncepcionais disponíveis

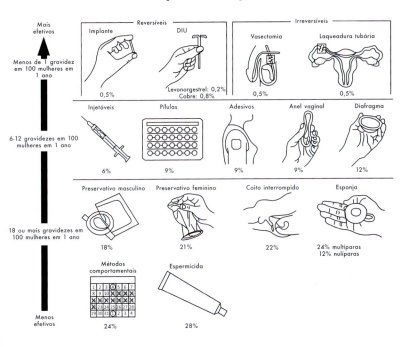

Fonte: Adaptada e traduzida de Curtis et al., 2016.

A seleção do método anticoncepcional deve ser sempre permeada por três principais perguntas: "quando você quer engravidar?", "qual método contraceptivo você deseja usar?" e "quais métodos a sua condição clínica permite ou restringe?". Para a paciente com câncer de mama, o tempo até a gestação deve ser decidido em conjunto com a equipe de Tocoginecologia, Mastologia e Oncologia, considerando riscos e benefícios, restrições terapêuticas, intervalo livre de doença e planejamento de prole pela paciente e cônjuge. Com relação à segunda pergunta, deve ser respondida depois que a paciente foi aconselhada quanto aos métodos existentes e disponíveis e seus riscos e benefícios. Por fim, para conhecer as restrições relacionadas com os métodos, devem-se mencionar os critérios de elegibilidade da Organização Mundial da Saúde (OMS).

Os critérios médicos de elegibilidade para o uso de anticoncepcionais, cuja primeira edição foi publicada em 1996, apresenta as orientações da OMS sobre a segurança de vários métodos para uso no contexto de condições e características de saúde específicas. É um documento que faz parte do processo de melhoria da qualidade do atendimento no planejamento familiar. A edição mais atual é a quinta, publicada em 2015. A segurança de cada método anticoncepcional é determinada por várias considerações no contexto da condição médica ou características medicamente relevantes; principalmente, se o método anticoncepcional piora a condição médica ou cria riscos adicionais à saúde e, secundariamente, se a circunstância médica torna o método contraceptivo menos eficaz. A segurança do método deve ser avaliada junto com os benefícios de evitar a gravidez indesejada.

Há quatro categorias de critérios de elegibilidade médica para o uso de contraceptivos, listadas no Quadro 25.1.

### Quadro 25.1. Critérios médicos de elegibilidade para uso de anticoncepcionais

| | |
|---|---|
| 1 | Condição para a qual não há restrição quanto ao uso do método anticoncepcional |
| 2 | Condição em que as vantagens de usar o método geralmente superam os riscos teóricos ou comprovados |
| 3 | Condição em que os riscos teóricos ou comprovados geralmente superam as vantagens de usar o método |
| 4 | Condição que representa um risco de saúde inaceitável se o método for utilizado |

Fonte: Adaptado e traduzido de World Health Organization, 2015.

Entre as pacientes com câncer de mama, a principal diferenciação é se o câncer de mama é atual ou prévio, guiando-se por ausência de doença por pelo menos cinco anos. A Tabela 25.1 apresenta os critérios médicos de elegibilidade para pacientes com câncer de mama.

**Tabela 25.1. Critérios médicos de elegibilidade para uso de anticoncepcionais em pacientes com câncer de mama atual ou prévio**

| | \multicolumn{4}{c\|}{Contracepção hormonal combinada} | \multicolumn{3}{c\|}{Contracepção somente com progestagênio} | \multicolumn{2}{c}{Dispositivo intrauterino} |
|---|---|---|---|---|---|---|---|---|---|
| | Oral | Adesivo | Anel vaginal | Injetável mensal | Oral | Injetável trimestral | Implante subdérmico | Cobre | Levonorgestrel |
| Câncer de mama atual | 4 | 4 | 4 | 4 | 4 | 4 | 4 | 1 | 4 |
| Câncer de mama passado e nenhuma evidência de doença atual por cinco anos | 3 | 3 | 3 | 3 | 3 | 3 | 3 | 1 | 3 |

Fonte: Adaptada e traduzida de World Health Organization, 2015.

A interpretação imediata desse quadro poderia ser que todos os métodos hormonais apresentam contraindicação absoluta ou relativa em pacientes com câncer de mama; no entanto, o uso *off-label* de métodos classificados como categoria 3 é possível, desde que em decisão conjunta com a paciente, quando houver restrição importante aos métodos categoria 1 ou 2. De fato, dentre os métodos altamente eficazes, apenas o dispositivo intrauterino (DIU) com cobre tem seu uso liberado por pacientes com história pessoal de câncer de mama. O DIU com cobre é uma pequena estrutura em forma de T, feita de material plástico flexível (polietileno), contendo cobre em ambas as hastes. É aprovado para uso por 10 anos, podendo ser substituído por um novo DIU com cobre após esse período. É eficaz na proteção contra gravidez, com índice de Pearl de 0,6 a 0,8 a cada 100 mulheres utilizando o método em um ano. Dentre os efeitos colaterais mais comuns, o DIU com cobre geralmente causa sangramento menstrual mais longo ou mais intenso, especialmente nos primeiros meses após a inserção, além de poder piorar a dismenorreia.

Já o DIU medicado com levonorgestrel (DIU-LNG), até o presente momento, tem uso controverso nas pacientes com câncer de mama, uma vez que os efeitos mamários ainda não são claros e a literatura publicada é insuficiente para orientar a prática clínica. De modo geral, recomenda-se a não inserção do DIU-LNG em pacientes com histórico pessoal de câncer de mama, pois, apesar de baixa, existe liberação sistêmica desse progestagênio, cujos efeitos em longo prazo não se conhecem. Especificamente, embora primeiramente sugiramos o uso de um método anticoncepcional não hormonal, algumas pacientes podem optar por um DIU-LNG, seja para contracepção ou para proteção endometrial na vigência de tamoxifeno. Pacientes com baixo risco de recorrência, mastectomia bilateral ou história remota de câncer podem ser candidatas apropriadas para essa opção, dependendo de seus valores e preferências. Se uma paciente está interessada em um DIU-LNG, discute-se que a absorção sistêmica do hormônio provavelmente será baixa, embora a segurança e a eficácia de tal abordagem não tenham sido validadas.

Com relação aos métodos de barreira, embora sejam aceitáveis, não devem ser encorajados como estratégia exclusiva de contracepção, mesmo para a população geral. O preservativo sempre deve ser lembrado como estratégia adicional para proteção contra infecções sexualmente transmissíveis; no entanto, devido ao índice de falha associado ao uso típico, deve ser associado a método eficaz de anticoncepção. O diafragma combinado com espermicida também é um método não hormonal disponível; as taxas de falha são de aproximadamente 16% ao ano, com uma ampla variação, dependendo de uso correto e consistente.

Já os métodos comportamentais (também chamados métodos com base em consciência do período de fertilidade) se tornam menos confiáveis na paciente com câncer de mama do que na população geral. Isso se deve ao fato de que as medicações, como moduladores seletivos do receptor de estrogênio (SERM) – com o tamoxifeno sendo classicamente utilizado – e inibidores da aromatase (p. ex.: anastrozol, letrozol e exemestano), modificam o ciclo menstrual; muitas vezes, cursando com oligomenorreia ou amenorreia. Além disso, também alteram os parâmetros de muco cervical e temperatura corporal. Dessa maneira, os métodos de Ogino-Knaus (método do ritmo, do calendário ou da "tabelinha"), de Billings (muco cervical) e da temperatura corporal não preservam seus parâmetros de interpretação, o que aumenta expressivamente sua chance de falha, que já não é baixa, ultrapassando 20 falhas em 100 mulheres-ano.

Por fim, às pacientes com prole constituída, que estejam certas de que não desejam nova gravidez após o término do tratamento do câncer de mama, pode-se oferecer contracepção irreversível. Na vigência do câncer de mama, recomenda-se cautela para a laqueadura tubária: o procedimento deve ser feito conforme rotina, respeitando os critérios da Lei n. 9.263/1996, com preparação pré-operatória adequada e com o cuidado adicional de atentar à motivação da paciente. Não é raro ocorrer arrependimento após a laqueadura tubária; na população geral, tais taxas podem chegar a 20 a 50%, em especial nas mais jovens. Em especial, dentro de contexto de maior fragilidade, como o tratamento oncológico, a paciente pode ficar mais propensa à demanda de anticoncepção cirúrgica, mas, após sucesso do tratamento, reconsiderar a decisão. Já nas pacientes com passado de câncer de mama, sem evidência de doença atual por pelo menos cinco anos, não há razões médicas para negar a esterilização.

No setor de Mastologia da Disciplina de Ginecologia da Faculdade de Medicina da Universidade de São Paulo (FMUSP), recomenda-se a conduta quanto a contracepção após câncer de mama descrita na Figura 25.2.

**Figura 25.2. Conduta quanto a contracepção após câncer de mama**

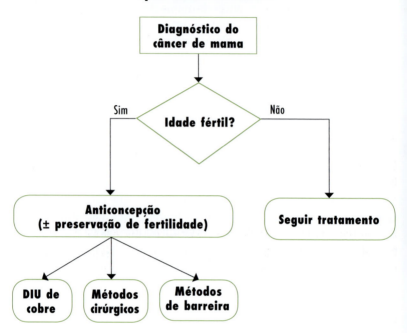

## Considerações finais

» O tratamento do câncer de mama (quimioterapia e terapia endócrina) alteram a fertilidade das pacientes; porém, existe risco de gestação;
» Inibidores de aromatase, SERM e trastuzumabe são medicações potencialmente teratogênicas, motivo pelo qual as pacientes precisam de anticoncepção eficaz;
» O DIU de cobre é o método de eleição para as pacientes com histórico de câncer de mama;
» Métodos hormonais não devem ser habitualmente recomendados;
» Métodos cirúrgicos ficam restritos a pacientes com prole constituída, preferencialmente, após término do tratamento do câncer de mama;

» Métodos de barreira podem ser sugeridos como estratégia combinada;
» Métodos comportamentais não apresentam a confiabilidade necessária nas pacientes com câncer de mama;
» O planejamento reprodutivo deve abordar não só a proteção contra gravidez durante o tratamento do câncer de mama, como também as estratégias disponíveis para preservação de fertilidade.

---

## Referências consultadas

Curtis KM, Jatlaoui TC, Tepper NK, Zapata LB, Horton LG, Jamieson DJ, Whiteman MK. U.S. Selected Practice Recommendations for Contraceptive Use, 2016. MMWR Recomm Rep. 2016;65(4):1-66.

Curtis KM, Tepper NK, Jatlaoui TC, Berry- Bibee E, Horton LG, Zapata LB et al. U.S. Medical Eligibility Criteria for Contraceptive Use, 2016. MMWR Recomm Rep. 2016;65(3):1-103.

Dominick S, Hickey M, Chin J, Su HI. Levonorgestrel intrauterine system for endometrial protection in women with breast cancer on adjuvant tamoxifen. Cochrane Database Syst Rev. 2015;(12):CD007245.

European Society for Human Reproduction and Embryology (ESHRE) Guideline Group on POI, Webber L, Davies M, Anderson R, Bartlett J, Braat D, Cartwright B et al. ESHRE Guideline: management of women with premature ovarian insufficiency. Hum Reprod. 2016;31(5):926-37.

Feisulin K, Westhoff C. Chapter 33 – Contraception. In: Legato M. Principles of Gender-Specific Medicine. 2. ed. Boston: Elsevier Academic Press; 2010. p.357-65.

Gizzo S, Di Gangi S, Bertocco A, Noventa M, Fagherazzi S, Ancona E et al. Levonorgestrel intrauterine system in adjuvant tamoxifen treatment: balance of breast risks and endometrial benefits–systematic review of literature. Reprod Sci. 2014;21(4):423-31.

Guenther V, Alkatout I, Junkers W, Bauerschlag D, Maass N, von Otte S. Fertility preservation in female patients with breast cancer – a Current Overview. Geburtshilfe Frauenheilkd. 2017;77(10):1088-94.

Hase EA, Barros VI, Igai AM, Francisco RP, Zugaib M. Risk assessment of venous thromboembolism and thromboprophylaxis in pregnant women hospitalized with cancer: Preliminary results from a risk score. Clinics. 2018;73:e368.

Kasum M, von Wolff M, Franulić D, Čehić E, Klepac-Pulanić T, Orešković S, Juras J. Fertility preservation options in breast cancer patients. Gynecol Endocrinol. 2015;31(11):846-51.

Lambertini M, Horicks F, Del Mastro L, Partridge AH, Demeestere I. Ovarian protection with gonadotropin-releasing hormone agonists during chemotherapy in cancer patients: From biological evidence to clinical application. Cancer Treat Rev. 2019;72:65-77.

Ortiz ME, Croxatto HB. Copper-T intrauterine device and levonorgestrel intrauterine system: biological bases of their mechanism of action. Contraception. 2007;75(6 Suppl):S16-30.

Velentgas P, Daling JR, Malone KE, Weiss NS, Williams MA, Self SG, Mueller BA. Pregnancy after breast carcinoma: outcomes and influence on mortality. Cancer. 1999;85(11):2424-32.

World Health Organization. Medical Eligibility Criteria for Contraceptive Use. 5. ed. Geneva: World Health Organization; 2015.

---

## Leituras sugeridas

Curtis KM, Jatlaoui TC, Tepper NK, Zapata LB, Horton LG, Jamieson DJ, Whiteman MK. U.S. Selected practice recommendations for contraceptive use, 2016. MMWR Recomm Rep. 2016;65(4):1-66.

Dominick S, Hickey M, Chin J, Su HI. Levonorgestrel intrauterine system for endometrial protection in women with breast cancer on adjuvant tamoxifen. Cochrane Database Syst Rev. 2015;(12):CD007245.

Guenther V, Alkatout I, Junkers W, Bauerschlag D, Maass N, von Otte S. Fertility preservation in female patients with breast Cancer – a Current Overview. Geburtshilfe Frauenheilkd. 2017;77(10):1088-94.

Lambertini M, Horicks F, Del Mastro L, Partridge AH, Demeestere I. Ovarian protection with gonadotropin-releasing hormone agonists during chemotherapy in cancer patients: From biological evidence to clinical application. Cancer Treat Rev. 2019;72:65-77.

World Health Organization. Medical Eligibility Criteria for Contraceptive Use. 5. ed. Geneva: World Health Organization; 2015.

# Capítulo 26

## Tratamento dos sintomas menopausais após câncer de mama

Edson Santos Ferreira Filho
Nilson Roberto de Melo
Arícia Helena Galvão Giribela
José Roberto Filassi
Edmund Chada Baracat

## Introdução

A transição menopáusica marca um período de mudanças fisiológicas à medida que as mulheres se aproximam da senescência reprodutiva. Esse é um momento importante para muitas mulheres, pois caracteriza um período de mudanças na saúde física e mental, com repercussões na qualidade de vida, em curto (sintomas vasomotores, distúrbios do sono, depressão), médio (pele, sintomas urogenitais) e longo prazo (metabolismo ósseo, doenças cardiovasculares), o que pode prejudicar um envelhecimento saudável.

O sistema de estadiamento STRAW (*Stages of Reproductive Aging Workshop*) é considerado o padrão de referência para caracterizar o envelhecimento reprodutivo; ele divide a vida da mulher adulta em três fases amplas: reprodutiva, a transição menopáusica e pós-menopausa. O estágio 0 é a própria menopausa, um marco temporal, definido como a última menstruação, após pelo menos um ano de observação. O STRAW está resumido a seguir na Tabela 26.1.

**Tabela 26.1.** Estágios da vida reprodutiva da mulher, segundo o sistema de estadiamento STRAW (*Stages of Reproductive Aging Workshop*) da NAMS (North American Menopause Society)

| | Menarca | | | | | Menopausa | | | |
|---|---|---|---|---|---|---|---|---|---|
| **Estágio** | -5 | -4 | -3b | -3a | -2 | -1 | +1a | +1b | +1c | +2 |
| **Terminologia** | Precoce | Auge | Reprodutiva | Tardia | Transição menopáusica | | | Pós-menopáusica | | |
| | | | | | Precoce | Tardia | Precoce | | | Tardia |
| | | | | | | Perimenopausa | | | | |
| **Duração** | | Variável | | | Variável | 1-3 anos | 2 anos | 3-6 anos | | Restante da vida |

**Principais critérios**

| Ciclo menstrual | Variável a regular | Regular | Regular | Mudanças súbitas em quantidade e duração | Duração variável | Ausência de menstruação ≥ 60 dias | | | | |

**Critérios de suporte**

| Endócrinos | | | | | | | | | | |
| FSH | | | Baixo | Variável | Variável ↑ | > 25 IU/L | Variável ↑ | Estabiliza | | |
| AMH | | | Baixo | Baixo | Baixo | Baixo | Baixo | Muito baixo | | |
| Inibina B | | | | Baixo | Baixo | Baixo | Baixo | Muito baixo | | |
| Contagem de folículos antrais | | | Baixa | Baixa | Baixa | Baixa | Muito baixa | | | |

**Características descritivas**

| Sintomas | | | | | | Prováveis sintomas vasomotores | Sintomas vasomotores muito prováveis | | | Aumento dos sintomas de atrofia urogenital |

Fonte: Adaptada e traduzida de Harlow et al., 2012.

As ondas de calor são mais marcantes 2 a 3 anos antes e após a menopausa. De modo breve, a fisiopatologia dos fogachos envolve uma disfunção do centro termorregulador localizado na área pré-óptica do hipotálamo. Por coincidência, é justamente na faixa etária em que ocorre a transição menopáusica que há maior incidência de câncer de mama: a partir dos 40 anos de idade e, sobretudo, a partir dos 50 anos de idade. Por esse motivo, surgiram as primeiras preocupações entre uso de terapia hormonal para controle de sintomas vasomotores e aumento da incidência de câncer de mama. De fato, alguns trabalhos epidemiológicos evidenciaram um discreto aumento do risco relativo do câncer de mama em usuárias de terapia hormonal, em especial, a coorte estadunidense *Nurses' Health Study* e a coorte britânica *Million Women Study*. Tais achados eram aplicados tanto ao uso de estrogênio isolado quanto à combinação estroprogestativa, em especial, nos regimes contínuos e em uso por mais de cinco anos. Já o ensaio clínico randomizado placebo-controlado WHI (Women's Health Initiative) concluiu que o uso de estrogênio isolado não aumenta o risco de câncer de mama, apenas a combinação estroprogestativa, também em proporções discretas. Por fim, a coorte francesa E3N, braço do EPIC (*European Prospective Investigation into Cancer and Nutrition*), nos reforçou a compreensão de que os progestagênios não são todos iguais, pois não havia aumento de risco de câncer de mama com progesterona micronizada ou didrogesterona, apenas com outros progestagênios. De modo geral, na população sem antecedente pessoal de câncer de mama, não fazemos restrições com relação ao uso de terapia hormonal pelo risco de câncer de mama, pois o risco atribuível a essa terapêutica, se houver, é baixo, ainda mais quando se compara ao impacto na qualidade de vida dos sintomas vasomotores.

## Terapia hormonal na paciente com antecedente de câncer de mama

A percepção de que mulheres já tratadas de câncer de mama também têm sua qualidade de vida significativamente afetada pelos sintomas vasomotores motivou a realização de estudos sobre a segurança da terapia hormonal nesse grupo. Efetivamente, sobreviventes de câncer de mama têm 5,3 vezes mais chances de experimentar sintomas da menopausa. Os dois ensaios clínicos randomizados que trabalharam essa questão – HABITS (*Hormonal Replacement Therapy After Breast Cancer – Is it safe?*) e Stockholm – foram prematuramente interrompidos em razão de análises interinas. O primeiro evidenciou que a terapia hormonal após câncer de mama aumentou o risco de eventos oncológicos; mais especificamente, recidivas locais, cânceres contralaterais e metástases a distância. Já o segundo apresentou que a terapia hormonal não aumentou a chance de recorrência do câncer de mama; porém, esteve associada a maior número de casos de câncer contralateral. Em vista da ausência de evidências sobre a segurança da terapia hormonal, costuma-se não indicá-la para mulheres que tiveram câncer de mama. Excepcionalmente, pode-se oferecer a terapêutica hormonal para pacientes muito sintomáticas, desde que ela seja muito bem esclarecida sobre os riscos e as lacunas do conhecimento até então disponíveis. De maneira semelhante, baseando-se nos achados do estudo LIBERATE (*Livial Intervention Following Breast Cancer: Efficacy, Recurrence and Tolerability Endpoints*), a tibolona também está contraindicada para mulheres com antecedente pessoal de câncer de mama.

## Tratamento dos fogachos na paciente com câncer de mama

Uma vez que não se recomenda o uso de terapia estrogênica ou estroprogestativa nas pacientes com câncer de mama, as opções disponíveis para o tratamento dos sintomas vasomotores são os chamados tratamentos alternativos. Ainda que as evidências não sejam categóricas com relação aos benefícios das mudanças de estilo de vida, é uma medida inicial a ser sugerida: aumento da frequência e intensidade de atividades físicas, em especial, aeróbicas; redução da ingesta de bebidas alcóolicas; uso de roupas leves. A acupuntura, por sua vez, pode ser uma estratégia interessante, já que tem poucos riscos, embora tenha poucas evidências de benefícios no controle dos sintomas vasomotores.

Quando se abordam as terapias farmacológicas, é imediata a lembrança das isoflavonas. São fitoquímicos com atividade sobre o receptor estrogênico, cujas evidências ora sugerem algum benefício, ora demonstram resultados semelhantes ao placebo. Talvez, possa haver alguma ação das isoflavonas sobre as ondas de calor, a depender da proporção de genisteína, daidzeína e gliciteína. No entanto, em razão do mecanismo de ação envolver o receptor estrogênico, não há segurança quanto ao uso de isoflavonas por mulheres com antecedente de câncer de mama, por esse motivo não deve ser indicada.

Como a fisiopatologia dos fogachos envolve uma alteração no equilíbrio de noradrenalina e serotonina no cérebro, sobretudo no hipotálamo, é razoável admitir um papel dos antidepressivos no tratamento das ondas de calor. De fato, alguns inibidores seletivos da recaptação de serotonina (ISRS), como paroxetina e escitalopram, bem como inibidores seletivos da recaptação de serotonina-norepinefrina (IRSN), como venlafaxina e desvenlafaxina, tem se mostrado efetivos na redução dos fogachos em mulheres na transição menopáusica, enquanto a fluoxetina e a sertralina provavelmente têm eficácia menor ou nula.

A paroxetina é um dos antidepressivos mais eficazes no controle dos fogachos. Recomendam-se doses entre 7,5 e 20 mg/dia, iniciando-se com doses mais baixas e aumento progressivo conforme a necessidade clínica. Doses mais baixas estão associadas a menor taxa de abandono por eventos adversos. Os efeitos colaterais mais frequentes incluem náusea, sonolência, tontura, boca seca e diminuição da libido, que costumam melhorar com o decorrer do uso. Vale ressaltar que alguns antidepressivos – em especial, paroxetina e fluoxetina – podem interferir na atividade do tamoxifeno mediante a inibição do citocromo P450 (sobretudo, CYP2D6 e CYP3A4), necessário à conversão do tamoxifeno em seu metabólito ativo, o que reduz sua eficácia.

Com relação ao escitalopram, deve-se mencionar que as doses de 10 a 20 mg/dia tem se mostrado efetivas na redução da frequência e da intensidade dos sintomas vasomotores. Pode-se iniciar com 5 mg/dia, para adaptação, e progredir a dose conforme a necessidade. Cefaleia e náuseas podem acontecer, sobretudo, no início do uso.

Para a venlafaxina, recomendam-se doses de 37,5 a 75 mg por dia. As cápsulas devem ser ingeridas junto com alimentos, aproximadamente no mesmo horário, diariamente. As cápsulas devem ser tomadas inteiras; não devem ser divididas, trituradas, mastigadas ou dissolvidas. Os eventos adversos mais comumente relatados incluem insônia, náusea, cefaleia, sonolência, boca seca e constipação intestinal. Em doses mais baixas, não costumam ser limitantes ao tratamento.

Quanto à desvenlafaxina, sugerem-se doses de 50 a 150 mg por dia. Caso haja necessidade no aumento da dose, deverá ser feita de maneira gradativa e a intervalos de no mínimo sete dias. A dose máxima não deverá exceder 200 mg/dia. Os eventos adversos mais comuns são semelhantes aos da venlafaxina. Não há associação com aumento de peso ou disfunção sexual nas usuárias de venlafaxina e desvenlafaxina.

Além dos antidepressivos, sabe-se que o anti-hipertensivo clonidina também tem alguma eficácia no tratamento dos sintomas vasomotores, embora inferior aos antidepressivos e com maior incidência de efeitos colaterais, motivo pelo qual seu uso é limitado. Os ensaios clínicos de qualidade razoável que analisaram a clonidina utilizaram doses de 0,025 a 0,075 mg, duas vezes ao dia, por 4 a 8 semanas.

Por fim, a gabapentina, um anticonvulsivante, também se mostrou efetiva na redução dos sintomas vasomotores. A dose inicial é de 300 mg, três vezes ao dia, podendo chegar a 2.400 mg/dia. Os efeitos adversos mais comuns incluem tontura, sonolência e edema periférico, mais frequentes nas primeiras semanas, que melhoram com a continuidade do uso. Pode-se usar também a pregabalina na dose de 75 a 150 mg, administradas duas vezes ao dia, com posologia mais adequada do que a da gabapentina.

## Tratamento da síndrome geniturinária da menopausa

Essa ocorre após um ano e meio a dois anos da menopausa e é caracterizada pela atrofia genital, com os sintomas de dispareunia, prurido e ardor vaginal, além de facilitar as infecções genitais e do trato urinário, assim como o aumento na incontinência urinária. Na paciente com câncer de mama, ela pode ser consequência da hormonioterapia com tamoxifeno ou inibidores da aromatase.

Para evitar o uso de estrogênio, mesmo que tópico, na paciente com câncer de mama, recomenda-se iniciar o tratamento com lubrificantes (durante o ato sexual) e hidratantes (utilizados rotineiramente, fora do ato sexual) vaginais. Os hidratantes vaginais são compostos por substâncias com grande capacidade de retenção hídrica; recomenda-se o uso duas vezes por semana. Os hidratantes vaginais mais comuns no Brasil possuem compostos como ácido poliacrílico, policarbofila e ácido hialurônico.

Outras opções, incorporadas mais recentemente ao arsenal terapêutico, é a aplicação de energia na forma de *LASER* (*light amplification by stimulated emission of radiation*) e a radiofrequência: ao aumentar a produção local de colágeno, melhora a resistência e a elasticidade tecidual. No entanto, essas tecnologias ainda apresentam disponibilidade limitada e são poucos os ensaios clínicos que demonstram sua eficácia; são ferramentas promissoras que precisam de melhor compreensão em longo prazo.

Na ausência de melhora com outros tratamentos, pode-se discutir com a paciente a possibilidade de estrogenioterapia tópica. Não se recomenda o uso de estrogênios conjugados ou estradiol via vaginal, pois são absorvidos pela mucosa vaginal e pode ocorrer estimulação endometrial, mastalgia e sangramento uterino, o que denota ação sistêmica, inclusive, mamária. O estriol também apresenta absorção sistêmica, embora em menor proporção. Já o promestrieno, um diéter do estradiol, praticamente não é absorvido por via vaginal (menos de 1% da dose administrada), motivo pelo qual é o modo preferencial de uso de estrogênio vaginal, quando indicado, embora não se saibam quais os efeitos clínicos decorrentes dessa pequena exposição.

No setor de Mastologia da Disciplina de Ginecologia da Faculdade de Medicina da Universidade de São Paulo (FMUSP), recomenda-se a conduta da Figura 26.1 para abordagem e tratamento dos sintomas menopausais após câncer de mama

**Figura 26.1. Conduta para abordagem e tratamento dos sintomas menopausais após câncer de mama**

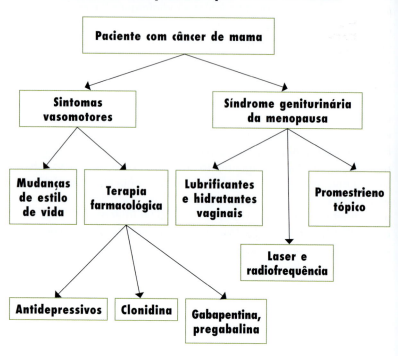

## Referências consultadas

Anderson GL, Limacher M, Assaf AR, Bassford T, Beresford SA, Black H et al.; Women's Health Initiative Steering Committee. Effects of conjugated equine estrogen in postmenopausal women with hysterectomy: the Women's Health Initiative randomized controlled trial. JAMA. 2004;291(14):1701-12.

Befus D, Coeytaux RR, Goldstein KM, McDuffie JR, Shepherd-Banigan M, Goode AP et al. Management of menopause symptoms with acupuncture: an umbrella systematic review and meta-analysis. J Altern Complement Med. 2018;24(4):314-23.

Beral V; Million Women Study Collaborators. Breast cancer and hormone-replacement therapy in the Million Women Study. Lancet. 2003;362(9382):419-27.

Bundred NJ, Kenemans P, Yip CH, Beckmann MW, Foidart JM, Sismondi P et al. Tibolone increases bone mineral density but also relapse in breast cancer survivors: LIBERATE trial bone substudy. Breast Cancer Res. 2012;14(1):R13.

Colditz GA, Hankinson SE, Hunter DJ, Willett WC, Manson JE, Stampfer MJ et al. The use of estrogens and progestins and the risk of breast cancer in postmenopausal women. N Engl J Med. 1995;332(24):1589-93.

Colditz GA, Hankinson SE, Hunter DJ, Willett WC, Manson JE, Stampfer MJ et al. The use of estrogens and progestins and the risk of breast cancer in postmenopausal women. N Engl J Med. 1995;332(24):1589-93.

Fournier A, Berrino F, Clavel-Chapelon F. Unequal risks for breast cancer associated with different hormone replacement therapies: results from the E3N cohort study. Breast Cancer Res Treat. 2008;107(1):103-11.

Harlow SD, Gass M, Hall JE, Lobo R, Maki P, Rebar RW et al.; STRAW+10 Collaborative Group. Executive summary of the Stages of Reproductive Aging Workshop +10: addressing the unfinished agenda of staging reproductive aging. Climacteric. 2012;15(2):105-14.

Holmberg L, Anderson H; HABITS steering and data monitoring committees. HABITS (hormonal replacement therapy after breast cancer–is it safe?), a randomised comparison: trial stopped. Lancet. 2004;363(9407):453-5.

Holmberg L, Iversen OE, Rudenstam CM, Hammar M, Kumpulainen E, Jaskiewicz J et al.; HABITS Study Group. Increased risk of recurrence after hormone replacement therapy in breast cancer survivors. J Natl Cancer Inst. 2008;100(7):475-82.

Nelson HD, Vesco KK, Haney E, Fu R, Nedrow A, Miller J et al. Nonhormonal therapies for menopausal hot flashes: systematic review and meta-analysis. JAMA. 2006;295(17):2057-71.

Pompei LM, Fernandes CE, Melo NR. Promestrieno no tratamento da atrofia vulvovaginal: revisão sistemática. Femina. 2010;38(7):359-65.

Pompei LM, Machado RB, Wender MCO, Fernandes CE. Consenso Brasileiro de Terapêutica Hormonal da Menopausa – Associação Brasileira de Climatério (SOBRAC). São Paulo: Leitura Médica; 2018.

Rossouw JE, Anderson GL, Prentice RL, LaCroix AZ, Kooperberg C, Stefanick ML et al.; Writing Group for the Women's Health Initiative Investigators. Risks and benefits of estrogen plus progestin in healthy postmenopausal women: principal results From the Women's Health Initiative randomized controlled trial. JAMA. 2002;288(3):321-33.

von Schoultz E, Rutqvist LE; Stockholm Breast Cancer Study Group. Menopausal hormone therapy after breast cancer: the Stockholm randomized trial. J Natl Cancer Inst. 2005;97(7):533-5.

Wiśniewska I, Jochymek B, Lenart-Lipińska M, Chabowski M. The pharmacological and hormonal therapy of hot flushes in breast cancer survivors. Breast Cancer. 2016;23(2):178-82.

## Leituras recomendadas

Holmberg L, Iversen OE, Rudenstam CM, Hammar M, Kumpulainen E, Jaskiewicz J et al.; HABITS Study Group. Increased risk of recurrence after hormone replacement therapy in breast cancer survivors. J Natl Cancer Inst. 2008;100(7):475-82.

Pompei LM, Machado RB, Wender MCO, Fernandes CE. Consenso Brasileiro de Terapêutica Hormonal da Menopausa – Associação Brasileira de Climatério (SOBRAC). São Paulo: Leitura Médica; 2018.

# Parte 5

## Condições especiais

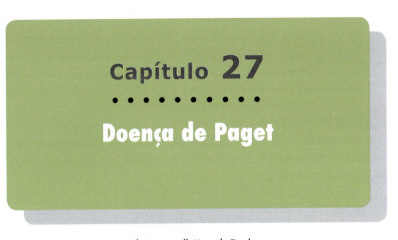

Mila Meneguelli Miranda Zambone
Marcos Desidério Ricci

# Introdução

A doença de Paget é uma apresentação rara do câncer de mama, corresponde de 1 a 3% dos casos diagnosticados anualmente. Manifesta-se clinicamente como eczema do mamilo, associado a prurido, sangramento ou ulceração. Pode ocorrer em homens, mas é extremamente raro.

Histologicamente, a doença de Paget da papila mamária caracteriza-se pela presença de células glandulares grandes, poligonais, de citoplasma claro e núcleo vesiculoso, dispostas na espessura da epiderme, isoladas ou em pequenos grupos.

O carcinoma ductal subjacente pode ser *in situ* ou invasivo, geralmente unilateral, podendo acometer um ou vários ductos. A localização geralmente é retroareolar; porém, pode se originar em qualquer outra região da mama de onde as células migram para a epiderme a partir dos ductos.

As células de Paget expressam fortemente a proteína HER2 que está relacionada com a migração celular intraepitelial e até 80% dos casos de doença de Paget são *HER2* positivos e com maior frequência são negativas para receptores de estrogênio.

Carcinomas invasivos que se apresentam com doença de Paget associada têm normalmente prognóstico pior, provavelmente por serem mais vezes neoplasias *HER2* positivas.

## Fisiopatologia

Duas teorias já foram propostas para explicar a origem da doença de Paget: a teoria epidermotrópica, que é a mais aceita, e teoria da transformação.

Segundo a teoria epidermotrópica, as células da doença de Paget se originariam de um adenocarcinoma mamário subjacente, e o epitélio neoplásico migraria através do sistema ductal da mama para dentro da epiderme e para o mamilo.

Em contraste, a teoria da transformação, sugere a transformação de queratinócitos da epiderme em células de Paget malignas, essa teoria, proposta em 1881, já não é acreditada pela maior parte dos estudiosos na atualidade.

## Diagnóstico

A suspeita clínica ocorre pela presença de lesão eczematosa do mamilo, associada a prurido, sangramento e ulceração.

A lesão se apresenta primeiramente no mamilo e pode se estender a aréola e, ocasionalmente, até a pele adjacente. Costuma ser unilateral, raramente pode ser bilateral.

A investigação diagnóstica deve ser focada em confirmar a presença de Paget e buscar o provável câncer de mama associado, visto que em 85 a 88% dos casos há carcinoma *in situ* ou invasivo ao diagnóstico.

Diante da suspeita clínica na pele, deve-se sempre solicitar mamografia digital bilateral, além da ultrassonografia complementar, quando houver massa palpável ao exame físico. Em 50% das pacientes com doença de Paget, já é encontrada alteração palpável ao exame físico, e dentre as pacientes sem massas palpáveis, 20% já possuem alterações mamográficas.

Normalmente, recomenda-se a realização da biópsia da pele (*punch*) e também das lesões (nódulos e/ou calcificações), quando encontradas para o diagnóstico de carcinoma invasor ou *in situ* associados.

A biópsia com *punch* deve incluir a epiderme e derme. As células de Paget possuem características microscópicas de células glandulares epiteliais, expressam marcadores celulares do carcinoma adjacente, são PAS-positivas. A citoqueratina 7 (CK7) é o marcador mais sensível e específico para a doença de Paget do mamilo.

O diagnóstico diferencial deve ser feito com doenças benignas, como eczema de contato, radiodermite causada por radioterapia da mama ou do tórax, assim como adenoma de papila.

No diagnóstico diferencial, deve constar as doenças malignas da pele, como doença de Bowen (carcinoma escamoso da epiderme), carcinoma de células basocelulares e algumas apresentações de melanomas.

A presença de receptores de estrogênio e progesterona positivos na imuno-histoquímica são muito úteis para o diagnóstico diferencial com o melanoma e outros tumores epiteliais de pele; porém, apenas metade dos casos de doença de Paget apresentam esses receptores positivos.

O uso da ressonância magnética não é rotina, mas pode ser considerado, quando é feito o diagnóstico com o *punch* de pele e a mamografia e a ultrassonografia não mostram lesões adicionais; entretanto, apenas em instituições em que seja possível prosseguir a investigação com biópsias guiadas por ressonância magnética.

## Estadiamento

A presença da doença de Paget não muda o estadiamento quando há carcinoma associado. Na menor parte dos casos, em que um carcinoma invasor ou *in situ* não é encontrado, a doença é classificada como Tis.

## Tratamento cirúrgico

O tratamento da doença de Paget tem seguido a evolução das opções cirúrgicas para pacientes com carcinoma invasivo de mama. As pacientes podem ser submetidas a cirurgia conservadora (ressecção segmentar ou ressecção da porção central) com biópsia do linfonodo sentinela (BLS), desde que o volume das mamas seja suficiente para garantir um resultado estético satisfatório ao final da cirurgia. A mamoplastia da mama contralateral pode contribuir para garantir esse resultado.

A mastectomia com BLS é indicada às pacientes que não se beneficiam esteticamente da cirurgia conservadora. A mastectomia pode ser seguida da reconstrução mamária.

## Radioterapia

Aplicável às pacientes submetidas a cirurgia conservadora ou naquelas submetidas a mastectomia com as indicações de acordo com o estadiamento anatomopatológico.

## Tratamento sistêmico

A prescrição de hormonioterapia – tamoxifeno ou inibidor da aromatase – dependerá do perfil imuno-histoquímico com expressão de receptor estrogênico. A prescrição da quimioterapia dependerá da associação da doença de Paget do mamilo com carcinoma invasor, estádio anatomopatológico e perfil imuno-histoquímico.

Não há dados que suportem o uso de tamoxifeno em mulheres com doença de Paget sem carcinoma invasivo ou *in situ* confirmado.

## Prognóstico e seguimento oncológico

O prognóstico está relacionado com a doença associada e ao seu estadiamento, e o seguimento é o de rotina, descrito anteriormente, para os tumores de mama.

No Setor de Mastologia da Disciplina de Ginecologia da Faculdade de Medicina da Universidade de São Paulo (FMUSP), recomenda-se a conduta da Figura 27.1 para avaliação e tratamento da doença de Paget mamária.

### Figura 27.1. Conduta para avaliação e tratamento da doença de Paget mamária

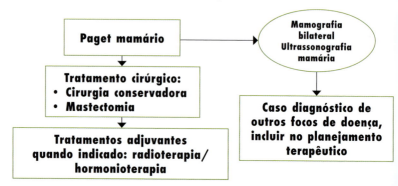

## Referências consultadas

Barth D. Bilateral Paget's disease of the breast-case report of longtime misdiagnosed tumors with underlying ductal carcinomas and review of the literature. Case Rep Dermatol Med. 2014;2014:152836.

Freitas-Junior R, Siqueira LB, Carrijo ENA, Lacerda RP, Paulinelli RR, Rahal RM et al. Variação temporal do tratamento cirúrgico do câncer de mama em um Hospital Universitário na região Centro Oeste do Brasil. Rev Col Bras Cir. 2013;40(3):180-85.

Sandoval-Leon AC, Drews-Elger K, Gomez-Fernandez CR, Yepes MM, Lippman ME. Paget's disease of the nipple. Breast Cancer Res Treat. 2013;141(1):1-12.

Trebska-McGowan K, Terracina KP, Takabe K. Update on the surgical management of Paget's disease. Gland Surg. 2013;2(3):137-42.

Zheng S, Song QK, Zhao L, Huang R, Sun L, Li J et al. Characteristics of mammary Paget's disease in China: a nationwide multicenter retrospective study during 1999-2008. Asian Pac J Cancer Prev. 2012;13(5):1887-93.

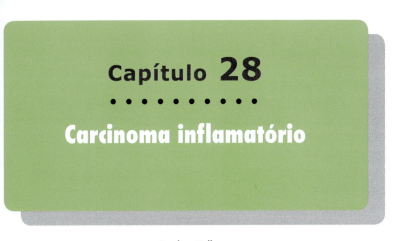

# Capítulo 28
## Carcinoma inflamatório

Carolina Malhone
Marcos Desidério Ricci

## Introdução

O carcinoma inflamatório é uma forma relativamente rara e agressiva de câncer de mama, caracterizada por hiperemia e edema difusos da pele da mama. Representa de 1,3 a 2,5% dos cânceres de mama invasivos, e de 20 a 25% dos tumores localmente avançados de mama.

Apesar de frequentemente descrito conjuntamente aos carcinomas localmente avançados de mama, o carcinoma inflamatório apresenta peculiaridades, como menor média de idade ao diagnóstico (59 *versus* 66 anos de idade), uma maior proporção de metástases viscerais, além de pior prognóstico.

## Achados clínicos

Caracteriza-se pela evolução aguda, com dor ou aumento de volume mamário, associado ou não a massa palpável, sendo o tempo entre o início dos sintomas e o diagnóstico em geral inferior a três meses. Ao exame físico, evidencia-se eritema e edema de pele extenso (tipo *peau d'orange*), envolvendo mais de um terço da superfície mamária. A maior parte das pacientes apresenta axila clinicamente comprometida e cerca de um terço apresentam doença a distância na ocasião do diagnóstico.

Em razão da evolução aguda e com sinais inflamatórios, não é raro que as pacientes sejam inicialmente tratadas com antibiótico, como uma mastite presumida. Esse teste terapêutico pode ser realizado, desde que a paciente seja reavaliada precocemente e que não postergue o diagnóstico definitivo (se suspeita clínica, realizar biópsia concomitante, mesmo quando optado por terapia antimicrobiana).

## Diagnóstico

O diagnóstico tem base nos achados clínicos descritos anteriormente (eritema e edema de pele de pelo menos um terço da superfície mamária) e a confirmação de carcinoma invasivo em material de *core biopsy* ou *punch* de pele, conforme preconiza a 8ª edição da American Joint Committee on Cancer – AJCC.

A mamografia pode evidenciar nódulos, áreas de microcalcificações extensas, distorção arquitetural e espessamento de pele.

O material para exame histológico pode ser obtido por meio de *core biopsy* ou *punch* de pele, incluindo epiderme e derme, e, na maior parte dos casos, evidencia embolização dos vasos linfáticos dérmicos superficiais ou profundos por células tumorais. Essa invasão linfática, entretanto, não é condição necessária para o diagnóstico de carcinoma inflamatório. Muitas vezes, o carcinoma inflamatório se manifesta clinicamente de modo semelhante ao carcinoma não inflamatório negligenciado. O tempo de evolução pode nos auxiliar a diferenciar as entidades, mas nem sempre é possível.

Após o diagnóstico, o rastreamento de doença metastática a distância está indicado, preferencialmente por meio de tomografia de tórax e abdome e cintilografia óssea; rastreamento de sistema nervoso central não está indicado na ausência de sintomas.

A avaliação imuno-histoquímica na biópsia deve ser realizada de rotina, assim como para outros tipos de câncer de mama, para guiar o tratamento sistêmico. Ainda que os subtipos triplo-negativo e HER2 superexpresso sejam os mais comuns nos casos de carcinoma inflamatório, não existe uma obrigatoriedade desses subtipos para o diagnóstico.

## Diagnóstico diferencial

Mastites, abscesso mamário, carcinoma mamário não inflamatório, linfoma de mama, angiossarcoma.

## Tratamento

O tratamento padrão para carcinoma inflamatório não metastático, de modo geral, segue os mesmos preceitos usados para outros carcinomas localmente avançados, iniciando-se por quimioterapia neoadjuvante (QTneo), seguida por cirurgia e radioterapia. As principais restrições são a cirurgia conservadora e a biópsia de linfonodo sentinela (BLS), que devem ser evitados, mesmo quando existir resposta significativa à terapia neoadjuvante.

### Terapia sistêmica

A terapia sistêmica, em geral, é baseada em esquemas contendo antraciclinas, mas também deve ser guiada pelo perfil imuno-histoquímico, incluindo terapia-alvo anti-HER2 nos casos HER2 superexpressos, e uso de hormonioterapia adjuvante após término da quimioterapia nos tumores luminais.

### Tratamento cirúrgico

O tratamento cirúrgico de eleição para o carcinoma inflamatório é a mastectomia radical modificada, em geral, sem reconstrução imediata pelo alto risco de recorrência local.

### Radioterapia

A radioterapia adjuvante deve ser recomendada, e os campos de irradiação devem incluir a mama e as vias de drenagem linfáticas. Nas pacientes que não responderam adequadamente ao tratamento sistêmico inicial, a radioterapia neoadjuvante pode ser recomendada como alternativa a fim de melhorar as condições de ressecabilidade cirúrgica, ou como tratamento local exclusivo nas pacientes com doença metastática.

## Pontos-chave

» O carcinoma inflamatório é uma entidade clínico-patológica caracterizada por edema e eritema difusos envolvendo pelo menos 1/3 da pele da mama. É classificado como cT4d (critérios do AJCC, 8ª edição).

» Apesar da embolia tumoral dérmica ser característica, não é necessária para o diagnóstico, que é primordialmente clínico.

» Diante de uma mastite com pouca ou nenhuma resposta à terapia antimicrobiana, realizar investigação histológica pela possibilidade de carcinoma inflamatório.

» É possível realizar tratamento com antibiótico de maneira empírica, mesmo na suspeita de carcinoma inflamatório, desde que isso não postergue o diagnóstico definitivo (biópsia concomitante).

» O carcinoma inflamatório verdadeiro pode se assemelhar clinicamente aos carcinomas não inflamatórios negligenciados. A anamnese pode auxiliar na diferenciação (evolução rápida × lenta), mas nem sempre é possível.

» Nos casos não metastáticos, o tratamento padrão é QTneo, seguido de mastectomia radical modificada e radioterapia adjuvante.

» Não se realiza cirurgia conservadora e nem biópsia de BLS em carcinoma inflamatório, independentemente da resposta à terapia neoadjuvante, diferentemente de outros tipos de carcinoma localmente avançado. Evita-se também a reconstrução imediata.

No Setor de Mastologia da Disciplina de Ginecologia da Faculdade de Medicina da Universidade de São Paulo (FMUSP), recomenda-se a conduta da Figura 28.1 para o diagnóstico e tratamento do carcinoma inflamatório.

**Figura 28.1. Conduta de diagnóstico e tratamento do carcinoma inflamatório**

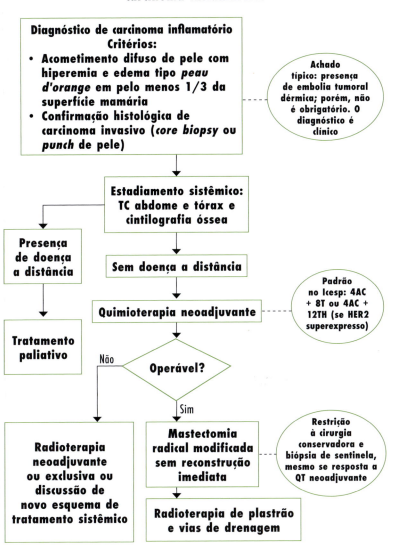

AC: doxorrubicina + ciclofosfamida; T: paclitaxel; TH: paclitaxel + trastuzumabe; TC: tomografia computadorizada.

## Leituras recomendadas

Amin MB, Edge S, Greene F, Byrd DR, Brookland RK, Washington MK et al., eds. AJCC Cancer Staging Manual. 8th ed. New York: Springer; 2017.

Fouad TM, Barrera AMG, Reuben JM, Lucci A, Woodward WA, Stauder MC et al. Inflammatory breast cancer: a proposed conceptual shift in the UICC-AJCC TNM staging system. Lancet Oncol. 2017 Apr;18(4):e228-e232.

Frasson A, Novita G, Millen E, Zerwes F, Brenelli F, Urban L et al. Doenças da mama: Guia de bolso baseado em evidências. 2. ed. Rio de Janeiro: Atheneu; 2018.

Haaggensen C. Inflammatory carcinoma. Disease of the Breast. Philadelphia: W.B. Saunders; 1971. p. 576-84.

Harris JR, Lippman ME, Morrow M, Osborne CK. Diseases of the Breast. 5. ed. Philadelphia: Lippincott Williams & Wilkins; 2000.

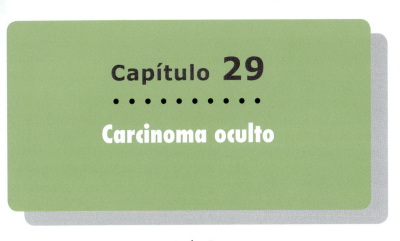

# Capítulo 29

## Carcinoma oculto

Maria Carolina Formigoni
Luiz Carlos Batista do Prado
José Roberto Filassi

## Introdução

O carcinoma oculto da mama é o nome dado à situação clínica em que existe metástase de adenocarcinoma mamário em linfonodos axilares sem evidência de tumor primário, na mama ou em outro órgão.

A maioria das adenopatias axilares é benigna. A causa maligna mais comum são os linfomas. No caso dos adenocarcinomas, além da mama, deve-se pesquisar outros sítios, como tireoide, pulmão, pâncreas, estômago, câncer colorretal e melanoma.

## Diagnóstico

A investigação do carcinoma oculto primário da mama com metástase axilar se inicia pela história, antecedentes pessoais e familiares e exame físico. Na sequência, os exames de imagem são fundamentais. Devem ser realizadas mamografia bilateral, ultrassonografia (USG) de mamas e, quando não houver lesão mamária evidenciada nesses exames, indica-se a ressonância magnética (RM) mamária, que é o exame de maior sensibilidade nesses casos.

Tomografia de tórax e abdome, cintilografia óssea para exclusão de outros sítios ou doença sistêmica e, quando necessário, complementados tomografia por emissão de pósitrons (PET-CT).

A incidência descrita varia entre 0,3 e 1,0%, na faixa etária entre 45 e 55 anos. São classificados com T0 N1/2/3. O diagnóstico é confirmado após a biópsia do linfonodo ou massa de linfonodos, com resultado anatomopatológico positivo para metástase de carcinoma, sendo os demais exames de imagem da mama negativos para neoplasia (mamografia – MMG, USG e RM das mamas).

Em pacientes com ausência de lesão nas mamas detectadas pelos exames clínicos e de imagem, a origem mamária do adenocarcinoma metastático não pode ser estabelecida com certeza. Nesses casos, assumem maior importância dados, como idade, sexo, antecedentes pessoais e familiares, adenopatia axilar isolada e algumas características histológicas. Tumores com altos níveis de receptores de estrógeno e progesterona podem auxiliar na elucidação do caso.

Estabelecido o diagnóstico, a paciente deve ser estadiada como se faz em regra para câncer de mama.

## Tratamento

O tratamento ainda é controverso. São raros os casos e a maioria dos estudos são análises não randomizadas e retrospectivas. Pode ser realizada mastectomia mais esvaziamento axilar ou apenas abordagem axilar, seguida de quimioterapia e radioterapia. Na literatura, os resultados são semelhantes, e por isso preferimos o tratamento com preservação da mama.

Nos casos localmente avançados – N2/N3, preconiza-se quimioterapia neoadjuvante.

O seguimento pós-operatório deve ser feito com exame clínico a cada mês nos dois primeiros anos e, depois, a cada seis meses. MMG, USG de mamas, axilas, região clavicular e paraesternal anuais. RM deve ser reservada para casos específicos.

No Setor de Mastologia da Disciplina de Ginecologia da Faculdade de Medicina da Universidade de São Paulo (FMUSP), recomenda-se a conduta da Figura 29.1 para avaliação mamária no carcinoma oculto e, na Figura 29.2, a conduta para avaliação axilar no carcinoma oculto.

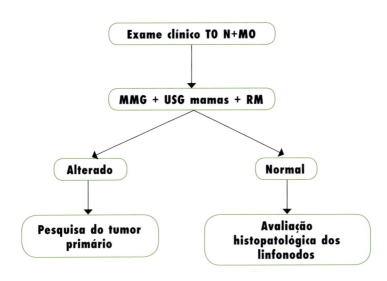

**Figura 29.1. Conduta para avaliação mamária no carcinoma oculto**

MMG: mamografia; USG: ultrassonografia; RM: ressonância magnética.

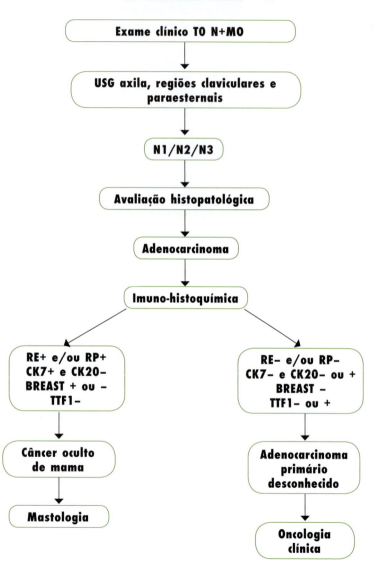

Figura 29.2. Conduta para avaliação axilar no carcinoma oculto

## Referências consultadas

Bhatia SK, Saclarides TJ, Witt TR, Bonomi PD, Anderson KM, Economou SG. Hormone receptor studies in axillary metastases from occult breast cancer. Cancer. 1987;59(6):1170-2.

de Bresser J, de Vos B, van der Ent F, Hulsewé K. Breast MRI in clinically and mammographically occult breast cancer presenting with an axillary metastasis: a sistematic review. Eur J Surg Oncol. 2010;36(2):114-9.

Galimberti V, Bassani G, Monti S, Simsek S, Villa G, Renne G et al. Clinical experience with axillary presententation breast cancer. Breast Cancer Res Treat. 2004;88(1):43-7.

# Capítulo 30

## Câncer de mama em homem

Jonathan Yugo Maesaka
Lucia Maria Martins Zuliani
Carlos Alberto Ruiz

O câncer de mama em homem é de rara incidência e representa cerca de 1% de todas as neoplasias malignas da mama. Normalmente, os tumores são invasivos; porém, em 11% das vezes, apresenta-se como doença *in situ*. O comportamento e prognóstico é similar para homens e mulheres, sendo que o diagnóstico é mais tardio nos homens, já que ocorre entre a 6ª e 8ª décadas de vida, com idade média de 63 anos.

Os principais fatores de risco são: síndrome de Klinefelter (que pode isoladamente aumentar o risco em 50 vezes), exposição à radiação ionizante, estrogênio exógeno, condições que aumentem o estrogênio e diminuam o androgênio, doenças hepáticas crônicas e mutações genéticas, principalmente do *BRCA2*. A presença de história familiar de câncer de mama ou ovário está presente em 15 a 20% dos casos, e a mutação do *BRCA* em 4 a 14%. A maioria dos casos expressam receptores hormonais, 1% é de triplo-negativos e 5% de HER2 positivo.

O achado clínico mais frequente é nódulo retroareolar, endurecido e indolor e em 20% dos casos aparecem em outra localização periareolar. Outros sintomas e sinais incluem prurido mamilar, retração ou ulceração do CAP, além de descarga papilar sanguinolenta.

O tipo histológico mais frequente é o carcinoma ductal invasor, sendo descritos também casos de carcinoma ductal *in situ*, carcinoma inflamatório e doença de Paget. Cerca de 85% dos casos apresentam tumores com receptores hormonais para estrogênio e/ou progesterona. Além disso, observamos grande incidência de receptor de androgênio positivo, que ocorre em 90% dos casos.

O tratamento é o mesmo padrão recomendado para o sexo feminino.

A cirurgia de escolha, em razão da própria dimensão da mama masculina, é a mastectomia, ainda que quando viável e desejado pelo paciente, a cirurgia conservadora possa ser empregada. A biópsia de linfonodo sentinela (BLS) é realizada e deve respeitar as mesmas indicações do tratamento cirúrgico do câncer de mama feminino. A terapia adjuvante segue os mesmos padrões dos tumores de mesmo estadiamento em mulheres e a hormonioterapia padrão é o tamoxifeno.

No Setor de Mastologia da Disciplina de Ginecologia da Faculdade de Medicina da Universidade de São Paulo (FMUSP), recomenda-se a conduta da Figura 30.1 para avaliação e diagnóstico do câncer de mama em homem.

**Figura 30.1. Conduta para avaliação e diagnóstico do câncer de mama em homem**

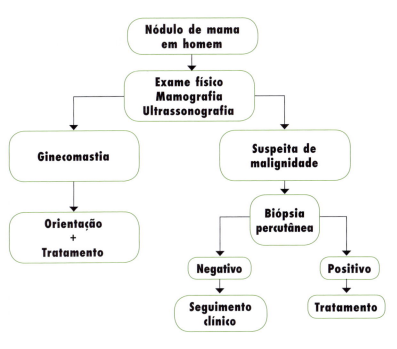

## Referências consultadas

Cardoso F, Bartlett JMS, Slaets L, van Deurzen CHM, van Leeuwen-Stok E, Porter P et al. Characterization of male breast cancer: results of the EORTC 10085/TBCRC/BIG/NABCG International Male Breast Cancer Program. Ann Oncol. 2018;29(2):405-17.

Giordano SH. Breast cancer in men. N Engl J Med. 2018;378(24):2311-20.

Harris JR, Lippman ME, Morrow M, Osborne CK, editors. Diseases of the Breast (Harris). 5. ed. Philadelphia: Wolters Kluwer Health; 2014.

Kim SH, Kim YS. Ultrasonographic and mammographic findings of male breast disease. J Ultrasound Med. 2019 Jan;38(1):243-52.

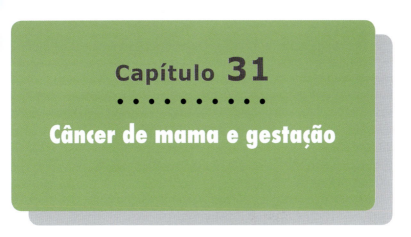

# Capítulo 31

## Câncer de mama e gestação

Angela Francisca Trinconi da Cunha
Eliane Azeka Hase
José Roberto Filassi
Rossana Pulcinelli Vieira Francisco

## Introdução

O câncer de mama associado à gestação (CMG) é aquele diagnosticado durante a gravidez, no primeiro ano pós-parto ou em qualquer tempo durante a lactação. Trata-se de diagnóstico pouco comum, correspondendo a cerca de 3% dos diagnósticos, e que mantém as mesmas características histopatológicas e imuno-histoquímicas do câncer de mama (CM) não gestacional. Diante do fato de que, durante a gestação e lactação, as mulheres são jovens e com mamas túrgidas, a presença de tecido glandular denso, galactocele, mastite ou nódulo benigno pode implicar em atraso no diagnóstico, o que contribui para a falsa ideia de que o CMG é mais agressivo. Vale salientar que as distribuições do CM em população geral e de gestantes, pareadas por idade, para estádios II e III são 45 a 60% e 65 a 90%, respectivamente, sem diferença de prognóstico para essas duas populações.

## Diagnóstico

A maioria das anormalidades encontradas nas mamas de mulheres grávidas são tumores de natureza benigna, que podem apresentar crescimento rápido. Ao médico pré-natalista cabe examinar as mamas (inspeção estática, inspeção dinâmica, palpação e expressão) como parte da propedêutica de rotina. Na vigência de alterações palpáveis, providenciar a investigação diagnóstica de imediato.

## Exames de imagem

### Ultrassonografia das mamas

Método de escolha para avaliação mamária durante a gestação e lactação, fornecendo não só o diagnóstico diferencial de nódulos/cistos, como as características morfológicas dos nódulos, localização, medidas em três dimensões e a orientação de biópsia por agulha grossa, quando indicada.

### Ultrassonografia das axilas

Principalmente nos casos de linfonodo axilar suspeito à palpação, inclusive com a finalidade de guiar a punção para estudo citológico.

### Mamografia digital bilateral com proteção abdominal e pélvica

Durante a gestação, deixa de ser padrão de referência para o diagnóstico mastológico, uma vez que ocorre perda de sensibilidade (entre 63 e 78%, nos diversos estudos), com resultado falso-negativo de até 25%. Porém, é um exame que deverá ser solicitado na suspeita de lesão maligna.

Vale salientar que a radiação torácica materna expõe o feto a dose de 0,004 a 0,01 Gy, dependendo da idade gestacional. No início da gestação, durante a organogênese, pela distância entre o útero e as mamas, as doses são menores e estão bem abaixo da dose que pode resultar em malformações fetais.

### Ressonância magnética das mamas

Método complementar, por vezes necessário, para avaliar a presença de carcinoma oculto ou de doença metastática durante a gestação. O gadolínio somente deverá ser utilizado em situações especiais, pesando-se os benefícios maternos e riscos fetais, visto que ultrapassa a barreira placentária.

Já no puerpério, pode ser utilizado sem restrições.

## Diagnóstico anatomopatológico

### *Biópsia percutânea do tumor*

Indicada sempre que houver Birads 4 ou 5 e, eventualmente, nos Birads 3. Visa fornecer o diagnóstico morfológico tumoral e sua diferenciação imuno-histoquímica (receptores hormonais, HER2, ki 67, entre outros marcadores).

A técnica mais utilizada é a biópsia por trocater (*core biopsy*) guiada por ultrassonografia (USG) ou por mamografia (sempre com proteção abdominopélvica durante a gestação). Para lesões < 5 mm ou microcalcificações, pode-se proceder à mamotomia.

Somente indica-se a biópsia incisional na impossibilidade de aplicação de outra técnica ou se houver discordância anatomorradiológica.

É fundamental comunicar ao patologista qual é o período gravídico ou lactacional para se evitar resultados falsos-positivos, uma vez que nessa fase há intensa proliferação e diferenciação celulares.

Nos casos em que o tratamento for iniciado por quimioterapia neoadjuvante (QTneo), deve-se realizar a colocação de marcador metálico no centro da lesão mamária, orientada por USG, quando o tumor atingir 2 cm.

### *Biópsia percutânea da axila*

Indicada sempre que houver suspeita clínica ou ultrassonográfica do envolvimento de linfonodos axilares. Nesse caso, em sua grande maioria, opta-se pela punção aspirativa por agulha fina (PAAF) guiada por USG, sendo o material obtido submetido a estudo citológico.

## Estadiamento

Uma vez que o diagnóstico em estádios mais avançado é o mais frequente, faz-se um breve estadiamento das pacientes utilizando-se:

» Exames laboratoriais/bioquímicos: fosfatase alcalina (FA), TGO (AST), TGP (ALT), gamaGT, bilirrubinas total e frações, creatinina, ureia, cálcio, sódio, potássio, CA15-3.
» Radiografia de tórax (posteroanterior e perfil) com proteção abdominopélvica.

- » USG do abdome total.
- » Ressonância magnética (RM) sem contraste, em caso de dúvida quanto à presença de doença metastática.
- » Radiografia de área do esqueleto sintomática (com proteção abdominopélvica).
- » Tomografia computadorizada (TC): somente em casos específicos, para abdome superior, pois a TC de pelve confere até 0,089 Gy de dose fetal.
- » Cintilografia óssea: contraindicada durante a gestação.

## Tratamento

É um preceito estabelecido que o tratamento do CMG deva ser iniciado o mais rápido possível. A abordagem da neoplasia envolverá cirurgia, quimio, imuno, hormônio e radioterapia, de acordo com as normas vigentes para tratamento de CM. A opção pela melhor forma de início de tratamento sempre será fundamentada pela idade gestacional ao diagnóstico.

O intervalo de tempo máximo que deve ser considerado entre o diagnóstico e início da terapêutica está listado a seguir:
- » Biópsia e cirurgia – 12 semanas.
- » Biópsia e quimioterapia neoadjuvante (QTneo) – 4/6 semanas.
- » Cirurgia e radioterapia adjuvante – 16 semanas.
- » Cirurgia e quimioterapia adjuvante – 12 semanas.
- » Radio, imuno ou hormonioterapias são indicadas apenas após o parto.

## Tratamento cirúrgico

### *Cirurgia mamária*

Segue as mesmas indicações sugeridas para o CM não gestacional, no que tange a cirurgia conservadora ou mastectomia. Não há relatos de alterações gestacionais promovidas por agentes anestésicos.

### *Cirurgia axilar*

A opção por esvaziamento axilar ou biópsia de linfonodo sentinela (BLS) observa as mesmas indicações que orientam o tratamento fora da gestação. Há que se lembrar que o azul patente é absolutamente contraindicado para uso durante a gestação, enquanto o tecnécio tem se revelado seguro. Apenas se aconselha a injeção do radiofármaco pouco tempo antes do procedimento cirúrgico, com a finalidade de reduzir o tempo de exposição fetal.

### *Reconstrução mamária*

Recomenda-se postergar para após o parto, evitando-se o prolongamento do tempo cirúrgico. Já no período puerperal, seguem-se as indicações preconizadas para o tratamento do CM em geral.

## Tratamento sistêmico

A quimioterapia (QT) para o CMG segue as mesmas indicações preconizadas para as mulheres não grávidas. Há cinco considerações fundamentais:

1. A primeira QT somente deverá ser iniciada a partir de 14 semanas de gestação.
2. A última QT (esquema AC) deverá ser realizada três semanas antes do parto (até 35 semanas). Se for indicado o uso de taxol isoladamente, pode-se optar pelo parto após duas semanas do último ciclo.
3. Imunoterapia e hormonioterapia são contraindicadas durante a gestação.
4. O tratamento do CMG exige uma equipe multidisciplinar completamente integrada (obstetra, mastologista, oncologista clínico, radiologista, patologista, cirurgião plástico, radioterapeuta, pediatra, psicólogo, fisioterapeuta, nutricionista, enfermagem e serviço social).
5. Os cuidados no pré-natal e a via de parto seguirão sempre a indicação obstétrica, evitando-se ao máximo a prematuridade.

Apesar de as indicações de QTneo seguirem os preceitos básicos aplicados para pacientes não gestantes, há que se individualizar caso a caso, uma vez que se faz necessário adaptar a conduta ao tempo de gravidez (idade gestacional), à gravidade da neoplasia e ao estadiamento inicial da paciente.

### *Diagnóstico até 14 semanas de gestação*

**A)** Tumor inicial: cirurgia → QT (se indicada, a partir de 14 semanas) → parto → radioterapia e demais tratamentos adjuvantes indicados.

**B)** Doença metastática ao diagnóstico: se antes de 14 semanas de gestação, discutir a possibilidade de abortamento terapêutico ou QT paliativa (início 14 semanas) → parto oportuno → continuidade do tratamento paliativo ou cirurgia em caso de tumoração ressecável ulcerada ou sangrante seguida de QT após 14 semanas.

## Diagnóstico de 14 a 32 semanas de gestação

**A)** Tumor inicial: QTneo, se indicada → parto → continuação da QT → cirurgia → radioterapia e demais adjuvâncias. Sem indicação de QT: cirurgia → parto → radioterapia e hormonioterapia, quando indicada.

**B)** Tumor localmente avançado: QTneo → parto oportuno com cirurgia concomitante ou cirurgia ao término da QT continuada após o parto → radioterapia e demais tratamentos adjuvantes indicados.

**C)** Doença metastática: QT paliativa → parto oportuno → complementação da QT → continuidade do tratamento paliativo ou cirurgia em caso de tumoração ressecável ulcerada/sangrante, ou radioterapia, se inoperabilidade.

## Diagnóstico após 32 semanas de gestação

**A)** Tumor inicial: parto oportuno + cirurgia → demais tratamentos preconizados.

**B)** Doença localmente avançada: parto oportuno → QTneo → cirurgia → radioterapia e adjuvância.

**C)** Doença metastática: parto oportuno → tratamento paliativo.

A partir da viabilidade fetal (25 semanas), recomenda-se monitoração da vitalidade fetal por meio de cardiotocografia durante todo o procedimento cirúrgico para tratamento do CMG.

Atenção para:
- » Abortamento terapêutico não é mais recomendado em todos os casos, mas, quando houver indicação, deve-se discutir com paciente e familiares os seguintes itens:
  - A interrupção da gravidez pode não alterar o prognóstico.
  - A doença metastática não é doença curável.
  - A doença metastática apresenta resposta imprevisível à QT.

- A doença metastática pode apresentar limitada sobrevida.
- A possibilidade de progressão da doença pode prejudicar o desenvolvimento embrionário e fetal e consequente aumento do risco de abortamento e parto prematuro.
- A QT, quando utilizada antes da 14ª semana, pode apresentar toxicidade importante para o feto.
- Não se conhece os efeitos danosos do retardo da QT após seis semanas do diagnóstico na doença não metastática.
- A doença extensa e rapidamente progressiva apresenta possibilidade de morte materna antes da viabilidade fetal.
- A possibilidade de progressão da doença pode prejudicar o desenvolvimento embrionário e fetal e aumentar o risco de parto prematuro.
- Há possibilidade de morte do recém-nascido (RN), quando o parto é prematuro.

» Após o parto:
- Deve-se iniciar o tratamento complementar o mais breve possível.
- A amamentação não está contraindicada até o início da próxima modalidade terapêutica. Proceder o bloqueio com bromoergocriptina ou cabergolina + compressão mamária e resfriamento local, apenas nos casos que forem dar continuidade à QT ou hormonioterapia.
- Se parto normal, programar a cirurgia entre 7 e 10 dias de puerpério.
- Se parto cesárea, programar cirurgia mamária imediatamente após o parto.

## Prognóstico

O risco de recorrências locorregional e/ou a distância não diferem estatisticamente entre as pacientes com CMG e aquelas não grávidas, quando pareadas quanto a tipo histopatológico, idade e estadiamento, bem como não se observam diferenças na sobrevida. Infelizmente, a gestante sofre um atraso no diagnóstico da doença e, isso sim, impacta no prognóstico.

O parto, por si, não altera o prognóstico materno; porém, se prematuro, altera o prognóstico fetal.

No Setor de Mastologia da Disciplina de Ginecologia da Faculdade de Medicina da Universidade de São Paulo (FMUSP), recomenda-se a conduta da Figura 31.1 para avaliação e tratamento do câncer de mama na gestação.

**Figura 31.1. Conduta para avaliação e tratamento do câncer de mama na gestação**

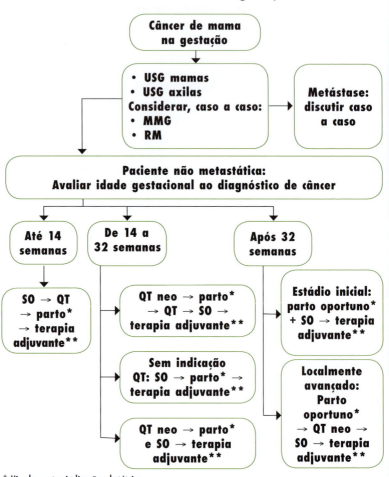

* Via de parto: indicação obstétrica.
** Terapia adjuvante: conforme indicado por histologia e subtipo molecular.
MMG: mamografia; QT: quimioterapia; RM: ressonância magnética; SO: cirurgia; USG: ultrassonografia.

## Referências consultadas

Amant F, Deckers S, Van Calsteren K, Loibl S, Halaska M, Brepoels L et al. Breast cancer in pregnancy: recommendations of an international consensus meeting. Eur J Cancer. 2010;46(18):3158-68.

American College of Obstetricians and Gynecologists' Committee on Obstetric Practice. Committee Opinion nº 656: Guidelines for Diagnostic Imaging During Pregnancy and Lactation. Obstet Gynecol. 2016;127(2):e75-80.

National Cancer Institute [Internet]. Breast Cancer Treatment – Health Professional. [Acesso em 2018 jan]. Disponível em: http://www.cancer.gov/types/breast/hp/pregnancy-breast-treatment-pdq.

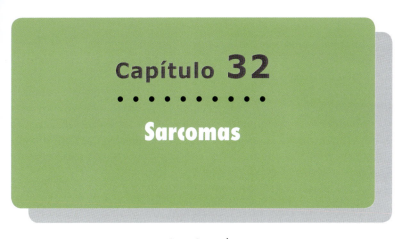

Laura Penteado
Marcos Desidério Ricci

## Introdução

Os sarcomas de mama são considerados uma patologia rara, e representam menos de 1% do universo das neoplasias mamárias malignas e menos de 5% dos sarcomas de partes moles. São neoplasias não epiteliais de origem mesenquimal e podem ser primários da mama ou secundários ao tratamento de uma neoplasia maligna epitelial mamária prévia. A radioterapia para tratamento de câncer de mama pode ocasionar o surgimento de um sarcoma secundário com uma latência que pode chegar a até 20 anos entre o término do tratamento radioterápico e seu surgimento.

Os subtipos histológicos mais frequentes de sarcomas mamários são: fibrossarcoma, angiossarcoma, sarcoma pleomórfico indiferenciado, leiomiossarcoma, sarcoma mixoide e o osteossarcoma. Apesar de a etiologia do sarcoma primário de mama não estar bem estabelecida, o angiossarcoma está altamente associado à radioterapia prévia.

## Fatores de risco

A radiação ionizante é o principal fator de risco para o desenvolvimento de sarcoma secundário. A radioterapia pode ter sido parte de um tratamento adjuvante do carcinoma mamário epitelial ou de outras neoplasias malignas, como o linfoma, na qual o tórax e/ou leito mamário foram incluídos no campo de irradiação.

O linfedema de membro superior, secundário ao esvaziamento axilar e/ou a irradiação axilar, também está relacionado com um aumento na incidência de linfoangiossarcomas mamários (síndrome de Stewart-Treves).

Com relação ao sarcoma primário de mama, algumas predisposições genéticas aumentam significativamente o risco de surgimento da doença; como as síndromes de Li-Fraumeni, polipose adenomatosa familiar e neurofibromatose tipo 1.

## Diagnóstico

O sarcoma mamário pode acometer mulheres de todas as idades, mas o pico de incidência se concentra entre 45 e 50 anos. Clinicamente, apresenta-se como massa mamária unilateral, de crescimento rápido, medindo em média 5 a 6 cm, podendo chegar a até 40 cm. É um tumor firme, bem delimitado, com alguns pontos de pior perfusão e/ou hemorrágicos, sendo comum a necrose isquêmica da pele sobre o tumor. Radiologicamente, observa-se uma massa heterogênea (em razão de necrose), e, muito raramente, microcalcificações.

Para o diagnóstico, recomenda-se a realização da *core biopsy* ou biópsia incisional, com uma análise histológica da lesão. Na suspeita de sarcoma, a punção por agulha fina é contraindicada em razão da baixa acurácia e da alta taxa de falsos-negativos. Os principais fatores prognósticos são: tipo e grau histológico, tamanho do tumor, atividade mitótica, presença de necrose, e margens cirúrgicas. Dentre os diagnósticos diferenciais, considerar: linfoma mamário, carcinoma metaplásico e carcinoma inflamatório.

As vias de disseminação dos sarcomas diferem dos tumores de linhagem epitelial, com o predomínio da disseminação hematogênica. Raramente é observado comprometimento linfonodal axilar, como visto nos carcinomas. Os sítios mais frequentes de metástases são pulmões, medula óssea e fígado. Por isso, a tomografia de tórax e abdome total deve ser solicitada no pré-operatório, com finalidade de rastreamento de metástase e programação da terapêutica cirúrgica.

## Tratamento cirúrgico

O tratamento cirúrgico dos sarcomas de mama objetiva a exérese completa da lesão com margens livres e adequadas. Não há consenso na literatura quanto à amplitude necessária para o controle local ideal, com opiniões que contemplam desde 1 a 4 cm de margem. A margem considerada desejável para sarcomas de partes moles de sítios extramamários é de 4 cm. A cirurgia é conduzida pelas margens, podendo ir da tumorectomia à mastectomia radical. Em alguns casos, com tumorações gigantes, a ressecção da parede torácica pode ser considerada.

Não há necessidade da dissecção axilar padronizada, como esvaziamento axilar ou biópsia do linfonodo sentinela (BLS), em virtude da disseminação, embora não exclusiva, ser preferencialmente hematogênica. A axila deve ser palpada no intraoperatório, e qualquer linfonodo clinicamente suspeito pode ser excisado. Porém, convém lembrar que linfonodos reacionais aumentados e palpáveis são comuns em sarcomas e quase nunca são comprometidos.

## Tratamento adjuvante

O benefício da radioterapia é visto ainda como marginal na maioria das séries clínicas. Contribuiria para a diminuição das recidivas locorregionais; entretanto, não foi observado um aumento na sobrevida global. Pode ser indicada, particularmente, nos tumores acima de 5 cm e com margens cirúrgicas comprometidas, não passíveis de ampliação cirúrgica.

A quimioterapia adjuvante também não é rotineiramente recomendada, devendo ser analisada individualmente, caso a caso. O tratamento quimioterápico estaria indicado em pacientes com metástase ou naquelas que tem maior chance de metástases a distância e pior prognóstico (angiossarcomas, > 5 cm, GH3 e linfonodos axilares comprometidos).

A indicação de quimioterapia neoadjuvante (QTneo) para diminuir as dimensões da lesão, visando a obtenção de margens livres, também é citada na literatura, na forma de relatos esporádicos, sem ainda serem encontrados estudos com forte nível de evidência que justifiquem a indicação sistemática dessa conduta.

## Seguimento

Após o tratamento cirúrgico, a paciente deve ser avaliada a cada seis meses, com anamnese, exame físico e tomografia computadorizada de tórax ( razão de o pulmão ser o principal sítio de metástase) durante dois anos. Após esse período, o seguimento passa a ser anual.

No Setor de Mastologia da Disciplina de Ginecologia da Faculdade de Medicina da Universidade de São Paulo (FMUSP), recomenda-se a conduta da Figura 32.1 para avaliação e tratamento do sarcoma de mama.

**Figura 32.1. Conduta para avaliação e tratamento do sarcoma de mama**

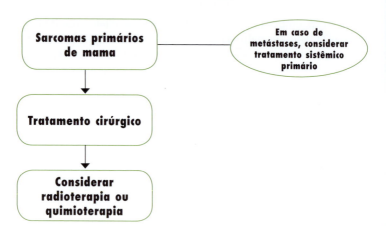

## Leituras sugeridas

Duncan MA, Lautner MA. Sarcomas of the Breast. Surg Clin North Am. 2018;98(4):869-76.

National Comprehensive Cancer Network. [Internet]. Soft Tissue Sarcoma (Version 2.2018). [Acesso em 2018 Sept 7]. Disponível em: http://www.nccn.org/professionals/physician_gls/pdf/sarcoma.pdf.

Salminen SH, Sampo MM, Böhling TO, Tuomikoski L, Tarkkanen M, Blomqvist CP. Radiation-associated sarcoma after breast cancer in a nationwide population: Increasing risk of angiosarcoma. Cancer Med. 2018; Cancer Med. 2018;7(9):4825-35.

Wienbeck S, Meyer HJ, Herzog A, Nemat S, Teifke A, Heindel W, Schäfer F et al. Imaging findings of primary breast sarcoma: Results of a first multicenter study. Eur J Radiol. 2017;88:1-7.

# Índice remissivo

Obs.: números em **negrito** indicam tabelas e quadros; números em *itálico* indicam figuras.

## A

Abordagem
    axilar, 133
        casos específicos, 135
        indicações para linfadenectomia axilar na cirurgia primária, 135
        indicações para linfonodo sentinela na cirurgia primária, 134
        linfonodo sentinela positivo na cirurgia primária, 134
    hilar, organograma da, 123
Abscesso lactacional, tratamento, 12
Adenose esclerosante, 67
Anastrozol, 81
Anel de sinete, 70
Angina, 5
Angiossarcoma, 108, 109
Anticoncepção na paciente com câncer de mama, 197
Anticoncepcionais
    critérios médicos de elegibilidade para uso, 198
    em pacientes com câncer de mama atual ou prévio, critérios médicos de elegibilidade para, *199*
Atipia epitelial plana, 69
*Average risk*, 36

## B

Biópsia(s)
    cirúrgica, indicações, 45
    com *punch*, 219
    do linfonodo sentinela, 129
    mamária(s), 41

conduta na indicação de, **47**
orientada por localização pré-cirúrgica, 45
percutânea
    com agulha grossa, 43
    da axila, 241
    do tumor, 241
    tipos de, 42
Bisfosfonatos, 156
BOADICEA, 78
BRCA 1 e 2, **75**
Bursite escapular, **5**

**C**

Câncer(es)
de mama
    associado à gestação, 239
    classificação histológica de, *110*
    conduta na abordagem da paciente de alto risco para, **84**
    contracepção após, 195
    em homem, 235
        conduta para avaliação e diagnóstico do, *237*
    estádio inicial, 119
    gestação e, 239
        diagnóstico, 240
        estadiamento, 241
        prognóstico, 245
        tratamento, 242
    hormonioterapia paliativa, 179
    identificação de risco e medidas preventivas para, 73
    cirurgias redutoras de risco, 81
    das pacientes de alto risco, 74
    indicações, 81
    modificações de estilo de vida, 83
    pesquisas de painel de mutações, 77
    possíveis resultados para os testes genéticos, 78
    quando pesquisar mutações BRCA 1/2, 76
    quimioprevenção, 79
    recomendações para rastreamento diferenciado em pacientes de alto risco, 79
    iniciais, classificação TNM, **120**
    localmente avançado, 125
        conduta para avaliação e tratamento do, *131*
        definição, 125
        diagnóstico, 126
        princípios do tratamento, 127
        rotina no planejamento da neoadjuvância, 127
    masculino, 157
    metastático, 175
        conduta na avaliação e abordagem do, *183*
    na gestação, conduta para avaliação e tratamento do, **246**
    pacientes com risco aumentado para, 36
    patologia no, 95
    prevenção efetiva do, 73
    quimioterapia paliativa, 180

seguimento, 169
seguimento ao longo do tratamento
paliativo, 182
terapia endócrina adjuvante, 153
bifosfonatos, 156
câncer de mama masculino, 157
mulheres em
pós-menopausa, 155
pré-menopausa, 154
terapia neoadjuvante do, 159
tratamento dos sintomas menopausais
após, 205
gástrico difuso, **75**
Cancerofobia, 33
Carcinoma
ductal *in situ*, 87, **106**
arquitetura, **105**
conduta na avaliação e
tratamento, **91**
citologia, **105**
conduta para indicação de
radioterapia, *143*
extensão, **105**
lateralidade de risco, **105**
radioterapia, 89
risco de desenvolver câncer
de mama, **105**
seguimento oncológico, 90
suspeita, 88
terapia endócrina, 89
tratamento cirúrgico, 88
escamoso da epiderme, 219

inflamatório
achados clínicos, 223
conduta de diagnóstico e
tratamento do, *227*
diagnóstico, 224
diferencial, 225
pontos-chave, 226
tratamento, 225
invasor pT1-2 N1M0, conduta para indicação
de radioterapia no, *144*
invasor pT1-2 pN0M0, conduta para indicação
de radioterapia no, *144*
invasor pT3-4NxM0 e pT1-2N2-3M0, conduta
para indicação de radioterapia no, *145*
invasor SOE, 97, **98**
lobular invasivo, 98
clássico, *99*
medular, 100, *101*
metaplásico, 102, *103*, 109
mucinoso, 101, *102*
oculto
conduta para avaliação
axilar no, *232*
mamária no, *231*
da mama, 229
diagnóstico, 229
tratamento, 230
papilífero, 103, *104*
tubular, 99, *100*
Célula(s)
de Paget, 217
tumorais isoladas, 129

Cicatriz radiada, 67
Cirurgia
   axilar, 129, 163
   conservadora pós-QTneo, 128
   mamária, 128, 162
   primária da mama
      abordagem na linfadenectomia axilar na, *137*
      linfonodo sentinela positivo na, 134
   redutoras de risco, 81
Cistos mamários
   complexos, 52
   conduta na avaliação e abordagem dos, *54*
   diagnóstico, 52
   simples, 52
   tratamento, 53
Citoqueratina 7, 219
Colecistite, **5**
Contracepção
   após câncer de mama, 195
      conduta quanto, *202*
   hormonal combinada, **199**
   somente com progestagênio, **199**
*Core biopsy*, 25
   indicações, 43
   limitações, 43
Critérios de RECIST (*Response Evaluation Criteria in Solid Tumours*), 182

# D

Danazol, 7
Desenvolvimento
   de Tanner, fases de, **30**
   mamário
      anormal, 29
      normal, 29
Dispositivo intrauterino, **199**
Doença
   de Bowen, 219
   de Paget
      conduta para avaliação e tratamento da, 220
      diagnóstico, 218
      estadiamento, 219
      fisiopatologia, 218
      prognóstico, 220
      radioterapia, 220
      seguimento oncológico, 220
      tratamento
         cirúrgico, 219
         sistêmico, 220
   estável, **162**
Dor
   extramamária, causas de, **5**
   mamária acíclica, causas de, **5**
   musculoesquelética, **5**
*Downstaging*, 160, **162**
Ductografia, 26
Ductoscopia, 26

# E

e-caderina, 98
Ectasia ductal, **5**
Estadiamento do câncer de mama

classificação após terapia neoadjuvante, 117
grupamento por estádios, 117
mudanças da oitava edição AJCC, 117
  regras para classificação, 113
  M, metástase a distância, 117
  N, linfonodos regionais, 114
  T, tamanho, 114
Estado menopausal da mulher, 154
Estilo de vida, 172
  modificações de, 83
Exame de imagem, 35
Exemestano, 81

# F

Fibroadenoma
  complexo, 68
  diagnóstico, 57
  gigante juvenil, 33
  tratamento, 58
Fibromialgia, **5**
Fio metálico, 45
Fluxo papilar
  conduta na avaliação do, **27**
  etiologia, 23
  exame físico, 25
  exames complementares, 25
  fisiopatologia, 23
  história clínica, 24
  patológico, características do, **25**
  tratamento, 26
Fogacho na paciente com câncer de mama,
  tratamento, 208

# G

Galactorreia, 24
*Gamma probe*, 46
Gestação, câncer de mama e, 239
Gestante, abordagem axilar na cirurgia mamária
  de pacientes, 135
Ginecomastia
  apresentação clínica, 18
  conduta na avaliação da, **19**
  definição, 17
  fisiopatologia, 17
  medicações associadas à, **18**
  tratamento, 19

# H

Hábitos de vida relacionados com elevação de
  risco para câncer de mama, 83
*Hazard ratio*, 150
Herpes-zóster, **5**
Hiperplasia
  ductal atípica, 68, 104, 106
    arquitetura, **105**
    citologia, **105**
    extensão, **105**
    lateralidade de risco, **105**
    risco de desenvolver câncer de mama,
      **105**
  ductal habitual
    arquitetura, **105**
    citologia, **105**
    extensão, **105**
    lateralidade de risco, **105**

risco de desenvolver câncer
de mama, **105**
ductal usual, 65
lobular atípica, 104, *107*
Hipertrofia
juvenil, 32
mamária, **5**
Hipomastia, 31
Hormonioterapia
paliativa, 179
prescrição de, 220

# I

Índice
de Pearl, 197
de proliferação celular, 96
Infecção por *Corynebacterium* sp., 14
Inibidor de aromatase, 90
Intervalo livre de doença, 178

# K

Ki67, 96

# L

Lavado ductal, 26
Lesão(ões)
esclerosante complexa, 67
precursora
classificação das, **66**
conduta na avaliação e abordagem, *70*
proliferativa(s)
com atipias, 68
intraductais atípicas, 104
sem atipias, 65
*Lifetime risk*, 79
Linfadenectomia axilar, indicações na cirurgia
primária, 135
Linfedema, 172
Linfonodo sentinela
conduta, organograna de, *123*
em cirurgia primária da mama,
conduta no, *136*

# M

Macrocisto, **5**
Mama(s)
aberrante, 31
alterações benignas da
exames de imagem, 35
fluxo papilar, 23
ginecomastia, 17
mastites, 11
mastologia, 3
patologia benigna na infância e na
adolescência, 29
anomalias hipertróficas da, 32
câncer de
abordagem axilar, 133
classificação histológica, 95
contracepção após, 195
estadiamento, 113
estádio inicial, 119
localmente avançado, 125
metastático, 175

quimioterapia adjuvante, 147
radioterapia, 139
reconstrução mamária, 185
seguimento, 169
terapia
  endócrina adjuvante no, 153
  neoadjuvante do câncer de mama, 159
  tratamento dos sintomas menopausais após, 205
densas, 76
lesões não proliferativas da
  cistos, 51
  fibroadenoma, 57
  tumor *phyllodes*, 57
lesões proliferativas da
  carcinoma ductal *in situ*, 87
  precursoras, 65
patologia
  benigna na infância e na adolescência, 29
  congênita da mama, 30
  tratamento cirúrgico da, organograma para, **121**
  volumosas, 32
Mamografia digital bilateral com proteção abdominal e pélvica, 240
Mamotomia, 67, 88
  complicações, 44
  indicações, 44
  vantagens, 44
Mastalgia, 33
Mastectomia bilateral profilática, 69
Mastite
  crônica, avaliação e tratamento, conduta da, **15**
  periareolar recidivante, 12
  por ectasia ductal, 13
  puerperal, 11
    tratamento, 12
Mastologia
  avaliação e tratamento, conduta, 8
  classificação, 4
  etiologia, 4
  exame físico, 6
  fisiopatologia, 4
  propedêutica, 5
  tratamento, 6
Medicamento antiestrogênico, 79
Metástase, locais de, 177
Método(s)
  anticoncepcionais, efetividade dos diferentes, *197*
  comportamentais, 201
  de Billings, 201
  de Ogino-Knaus, 201
Micrometástases, 129
Mitoses, 100
Modelo
  de Gail, 76
  de Tyrer-Cuzick, 76
Monitoramento de resposta, 127
Mulher
  em pós-menopausa, 155
  em pré-menopausa, 154
Mutação(ões)
  BRCA 1/2, 81
  de significado clínico incerto, 78
  deletéria, 78

patogênica, 78
pesquisa de painel de, 77
sem significado clínico, 78

## N

Necrose na margem de ressecção, 70
Neoplasia
 características moleculares da, 177
 lobular, 69, 107
Neurite intercostal, **5**
*No ink on tumor*, 97
Nódulo mamário, 32

## O

Oncotype Dx, 148
Osteossarcoma, 109

## P

PAAF (punção aspirativa com agulha fina), 42
Paciente
 cN+ → ycN0, 164
 cN0, 163
 com antecedente de câncer de mama, terapia hormonal na, 207
 com câncer de mama, anticoncepção na, 197
 de alto risco de câncer de mama
  conduta na abordagem da, **84**
  identificação, 74
  recomendações para rastreamento diferenciado em, 79
 HER2 negativo, tratamento do, 149
 HER2 positivo, tratamento do, 150

ycN+, 165
Papila, 103
Papiloma(s)
 intraductais, 24, 66
 múltiplo, 66
 solitário, 66
Paroxetina, 209
Patologia benigna da mama na infância e na adolescência, 29
 conduta na avaliação, **34**
Planejamento familiar, 172
Polimastia, 31
Politelia, 31
Progressão de doença, **162**
Proliferação intraductal epitelial, 65
Proteína HER2, 96
Punção aspirativa com agulha fina (PAAF), 42
 desvantagens, 42
 indicações, 42

## Q

Quimioprevenção, 69, 79
Quimioterapia
 adjuvante
  avaliação de risco de recorrência, 147
  classificação, 148
  conduta para avaliação e indicação de, *151*
  indicações, 147, 148
  tratamento do paciente HER2 positivo, 150
  tratamento do paciente HER2 negativo, 149

neoadjuvante
    abordagem cirúrgica, *163*
    indicações, 160, *160*
    paliativa, 180

# R

Rabdomiossarcoma, 109
Radiofármaco, 46
Radioterapia, 89
    adjuvante, 130
    mediastinal prévia antes dos 30 anos, 36
    no carcinoma ductal *in situ*, conduta para indicação, *143*
    no carcinoma invasor pT3-4NxM0 e pT1-2N-2-3M0, conduta para indicação, *145*
    no tórax, 74
Rastreamento mamográfico, recomendação de, 36
Reconstrução mamária, 89, 130, 185
    na cirurgia conservadora, 185
        conduta para avaliação e indicação, *192*
    pós-mastectomia, 188
        conduta para avaliação e indicação da, *193*
*Recurence score* (RS), 118
Refluxo gastroesofágico, **5**
Resposta
    ao resposta, definições, **162**
    completa, **162**
    parcial, **162**
    patológica completa, **162**
Ressonância magnética das mamas, 240
Retorno ao trabalho, 171

Risco
    familiar e hereditário, 74
    vitalício, 79
ROLL (localização de lesão oculta radioguiada), 46

# S

Sarcoma(s)
    de mama/mamários, 249
        conduta na avaliação e tratamento do, *252*
    angiossarcoma, 108
    diagnóstico, 250
    fatores de risco, 250
    osteossarcoma, 109
    rabdomiossarcoma, 109
    seguimento, 252
    tratamento
        adjuvante, 151
        cirúrgico, 251
    vias de disseminação dos, 250
Seguimento
    ao longo do tratamento paliativo, 182
    câncer de mama, 169
        aderência ao tratamento, 171
        atenção ginecológica, 170
        clínico, 170
        de imagem, 170
        estilo de vida, 172
        linfedema, 172
        planejamento familiar, 172
        pós-tratamento, avaliação no, 172
        retorno ao trabalho, 171

sintomas da menopausa, 171
transtornos de ansiedade
e depressão, 171
Síndrome
de Cowden, **75**
de Li-Fraumeni, **75**
de Mondor, **5**
de Peutz-Jeghers, **75**
de Poland, 31
de Tietze, **5**
geniturinária da menopausa, tratamento, 210
Sintomas menopausais após câncer de mama
conduta para abordagem e
tratamento dos, 212
tratamento dos, 205
Sistema de estadiamento STRAW (*Stages of Reproductive Aging*), 205, **206**
Sobrevivente, 169
*Status* funcional da paciente, 177
*Survivor*, 169

# T

Tamoxifeno, 7, 81
Terapia
endócrina, 89
adjuvante
no câncer de mama, 153
conduta para avaliação
e indicação, *157*
neoadjuvante, 165
hormonal na paciente com antecedente de câncer de mama, 207

neoadjuvante
conduta para avaliação e indicação, *166*
critérios, 159
definição, 159
do câncer de mama, 159
Testes genéticos, possíveis resultados para, 78
Transição menopáusica, 205
Trauma, **5**
Tumor(es)
malignos
epiteliais
carcinoma
invasor SOE, 97
lobular invasivo, 98
medular, 100
metaplásico, 102
mucinoso, 101
papilífero, 103
tubular, 99
mesenquimais, 108
multicêntricos, 135
*phyllodes*, 58, 109
classificação, 58
conduta na avaliação e tratamento, *61*
diagnóstico, 59
tratamento, 59

# U

Úlcera, 57
Ultrassonografia
das axilas, 240
das mamas, 240

## V

Venlafaxina, 209
Vida reprodutiva da mulher, estágios, **206**